Julia Gaudlitz

Schutzimpfung Masern

Prävention einer vermeintlich harmlosen Kinderkrankheit

University of Applied Sciences
APOLLON
University Press

Julia Gaudlitz

Schutzimpfung Masern

Prävention einer vermeintlich harmlosen Kinderkrankheit

APOLLON SCHRIFTENREIHE ZUR GESUNDHEITSWIRTSCHAFT

University of Applied Sciences
APOLLON
University Press

APOLLON SCHRIFTENREIHE ZUR GESUNDHEITSWIRTSCHAFT ▪ BAND 9

1. Auflage 2015

Projektmanagement und Lektorat: Corinna Dreyer
Layout und Satz: Ilka Lange, Hückelhoven
Cover: Fotolia @ Mediteraneo
Printed in Germany

Bibliografische Information der Deutschen Nationalbibliothek
Die deutsche Nationalbibliothek verzeichnet diese Publikation in der Deutschen nationalbibliografie. Detaillierte Daten sind abrufbar unter:
http://dnb.d-nb.de

ISBN: 978-3-943001-22-8

www.apollon-hochschulverlag.de

Inhalt

Vorwort

Die Masern gehören zu den ansteckendsten Infektionskrankheiten des Menschen. Sie können mit schweren Komplikationen, Krankenhauseinweisungen und Todesfällen einhergehen. Obwohl es mit der Masernimpfung einen sicheren, effektiven und kostengünstigen Schutz gibt, starben im Jahr 2013 weltweit ca. 150.000 Menschen an den Masern, darunter insbesondere Kinder unter 5 Jahren.[1] Auch in Deutschland gibt es – trotz der Einführung der Masernimpfung Anfang der 1970er-Jahre – immer wieder Krankheitsfälle. Erst Ende 2014 kam es in Berlin zu einem Masernausbruch, der als der stärkste seit Einführung des Infektionsschutzgesetzes im Jahre 2001 gilt. Anfang Mai 2015 wies er bereits fast 2.000 Fälle auf.[2]

Um zukünftige Krankheitsfälle in Deutschland zu verhindern, muss eine Steigerung der Masernimpfquote angestrebt werden; denn die Masernausbrüche sind auf eine hohe Anzahl ungeimpfter Personen in der Bevölkerung zurückzuführen. Die Motive für ein Nicht-Impfen in Deutschland sind sehr unterschiedlich, sie hängen jedoch häufig mit einem Mangel an Informationen über das Impfen, dessen Aus- und Nebenwirkungen sowie über die Folgen der Masernerkrankung zusammen. Da die Masernimpfung laut STIKO-Empfehlung bereits im Kleinkindalter stattfinden sollte, betrifft die Impffrage hier vor allem Eltern. Es ist daher besonders wichtig, diese als Zielgruppe in Interventionsprogrammen zu erreichen, ihre Impfbarrieren zu kennen und impfförderliche Faktoren zu eruieren. Genau dies hat die vorliegende Untersuchung zum Ziel.

Die Arbeit ermöglicht dem Leser einen detaillierten Überblick über Masern im Allgemeinen, die aktuelle Verbreitung von Masern seit der Einführung der Meldepflicht nach dem Infektionsschutzgesetz in Deutschland und die damit einhergehenden Kosten. Aber auch theoretische Grundlagen des Gesundheitsverhaltens sowie präventiver Interventionen werden erläutert und die Impfung als wichtigste und wirksamste präventive Maßnahme gegen Masern verdeutlicht. Dadurch gelingt es der Autorin sehr gut, die besondere

1 vgl. WHO (2015)
2 vgl. LAGeSo (2015), S. 2

Bedeutung einer Steigerung der Masernimpfquoten für das deutsche Gesundheitssystem herauszuarbeiten.

Im Rahmen der Ergebnisableitung werden bisherige Masernimpfprogramme in Deutschland einer kritischen Betrachtung und Bewertung hinsichtlich der Zielgruppenansprache, den Möglichkeiten einer Steigerung der Durchimpfungsrate und der zeitlichen Kontinuität der Programme unterzogen. Dabei setzt die Eingrenzung der Arbeit auf die Zielgruppe der impfkritischen Eltern einen besonderen Schwerpunkt, der dabei hilft, praxisorientierte Lösungsansätze für ein erfolgreiches und zielgruppenspezifisches Interventionsprogramm zu liefern.

Die Arbeit bietet konkrete Empfehlungen, die insbesondere für Akteure des öffentlichen Gesundheitswesens bei der Unterstützung von Maßnahmen zur Masernbekämpfung hilfreich sein können. Aber auch interessierten Bürgern liefert sie eine fundierte Wissensgrundlage und ermöglicht ein besseres Verständnis dafür, dass es sich bei Masern nicht um eine harmlose Kinderkrankheit handelt, sondern um eine hochansteckende, aber impfpräventable Krankheit, bei der schwere Komplikationen möglich sind.

Es ist zu hoffen, dass diese wertvolle Arbeit eine breite Leserschaft erreicht und einen Beitrag zu Erhöhung der allgemeinen Impfbereitschaft leisten kann.

Marleen Dettmann
(Dipl. Demografin und freiberufliche Beraterin mit den Schwerpunkten Infektionsepidemiologie, medizinische Geografie und statistische Analysen)

Einleitung

Maserninfektionen in Deutschland sind aktuell von besonderer Brisanz. In den Medien wird regelmäßig von neuen Erkrankungsfällen berichtet. 2015 gab es von Januar bis Mitte März deutschlandweit bereits 1.096 Meldungen.[3] Davon allein in Berlin 697 Masernfälle, während es im gesamten Jahr 2014 in Berlin 132 Fälle gab.[4] Deutschland weist für das Jahr 2014 insgesamt 442 Masernfälle auf.[5] Masern zählen zu den meldepflichtigen Infektionskrankheiten. Trotz dieser Meldepflicht wird von einer Untererfassung der Masernfallzahlen ausgegangen.[6] Somit ist anzunehmen, dass die tatsächliche Fallzahl sogar noch über den für das Jahr 2015 bis Mitte März gemeldeten 1.096 Fällen liegt.

Häufig werden Masern als harmlose Kinderkrankheit abgetan. Eine von der Bundeszentrale für gesundheitliche Aufklärung (BZgA) durchgeführte Befragung im Jahr 2010 von rund 3.000 Eltern ergab, dass mehr als ein Drittel die Masernerkrankung für ungefährlich hielten.[7] Hierbei handelt es sich allerdings um einen Trugschluss. Masern sind weitaus gefährlicher als ihr Ruf. So leidet der Betroffene nach überstandener Erkrankung unter einer vorübergehenden Immunschwäche, die ca. sechs Wochen andauert. Bedingt durch diese Immunschwächung kann es zu Komplikationen kommen. Eine Pneumonie (Lungenentzündung) oder eine Enzephalitis (Gehirnentzündung) können die Folgen sein. Selbst viele Jahre nach überstandener Masernerkrankung ist der Betroffene vor Komplikationen nicht gefeit. So manifestiert sich die sogenannte subakute sklerosierende Panenzephalitis (SSPE) erst viele Jahre später. Ihr Vorkommen ist mit ein bis fünf Fällen pro eine Millionen Einwohner zwar relativ gering, aber eine Erkrankung führt unweigerlich zum Tod. Heilungsmöglichkeiten gibt es keine.[8] [9]

Obwohl es sich bei Masern um eine impfpräventable Erkrankung handelt, führt die häufige Fehleinschätzung ihrer Gefährlichkeit dazu, dass die

3 vgl. SuvStat (2015a)
4 vgl. SuvStat (2015b)
5 vgl. SuvStat (2015a)
6 vgl. Mette et al. (2011), S.191
7 vgl. Gaczakowska et al. (2013), S. 1272
8 vgl. Robert Koch-Institut (2010)
9 vgl. Pschyrembel (2013), S. 1554

Masernimpfung von einem nicht geringen Teil der Bevölkerung als unwichtig eingestuft wird. Die oben erwähnte Elternbefragung durch die BZgA ergab, dass nur 88 % der Eltern die Masernimpfung für eine Impfung halten, die ihr Kind auf jeden Fall erhalten sollte. Werden nur die Eltern, die Impfvorbehalte haben, betrachtet, so halten von ihnen nur 81 % die Masernimpfung für erforderlich.[10] Entgegen dieser Einschätzung handelt es sich bei der Masernimpfung um eine von der Ständigen Impfkommission (STIKO) empfohlene Standardimpfung. Die Gesamtkosten der Standardimmunisierung (dazu zählen alle von der STIKO empfohlenen Standardimpfungen) eines Kindes in den ersten beiden Lebensjahren belaufen sich auf ca. 400 €. Die Kosten für die von der STIKO empfohlenen Standard- und Auffrischungsimpfungen im weiteren Lebensverlauf liegen bei nur 7,50 € jährlich. Die Kosten hierfür übernehmen die gesetzlichen Krankenkassen. Im Jahr 2002 betrugen die Ausgaben der Krankenkassen für Impfungen nur knapp 0,5 % der gesamten Leistungsausgaben.[11] Im Vergleich hierzu liegen die jährlichen gesellschaftlichen Krankheitskosten pro Masernfall in Deutschland bei 236 €. Hiermit sind diejenigen direkten und indirekten Kosten gemeint, die pro verhütetem Masernfall eingespart werden könnten.[12] Vollständige ökonomische Untersuchungen im Rahmen einer Kosten-Nutzen-Analyse zur Masernimpfung liegen für Deutschland nicht vor. Allerdings wurde vom Österreichischen Bundesinstitut für Gesundheitswesen (ÖBIG) ermittelt, dass der Nettonutzen pro verhütetem Masernfall in Österreich bei 593 € liegt.[13] [14]

Vor dem Hintergrund der Gefährlichkeit des Masernvirus und des gesundheitsökonomischen Nutzens der Masernimpfung wurden in der Vergangenheit bereits zahlreiche Impfprogramme durchgeführt, um eine Steigerung der Durchimpfungsrate zu erreichen. Das Hauptziel ist dabei die Eliminierung der Masern. Diese ist laut Weltgesundheitsorganisation (WHO) erreicht, wenn die Inzidenz bei unter 0,1 Erkrankungen pro 100.000 Einwohner liegt.[15]

---

10 vgl. Gaczakowska et al. (2013), S. 1273
11 vgl. Beske/Ralfs (2003), S. 38 f.
12 vgl. Rosian-Schikuta et al. (2007), S. 5
13 vgl. Rosian-Schikuta et al. (2007), S. 6
14 vgl. Rosian/Habl (2003), S. 40
15 vgl. Robert Koch-Institut (2010)

Als Beispiel für die bisher durchgeführten Impfprogramme dient eine emotionale Werbekampagne in Nordrhein-Westfalen (NRW) aus dem Jahr 2008. Die Kampagne sorgte für viel Aufmerksamkeit, denn sie bestand aus vier Plakaten mit aufrüttelnden Motiven zu Masern, Mumps, Röteln und Influenza. Slogans wie „Daniel (12) – geistig behindert durch Masern" sollten auf drastische Weise die Aufmerksamkeit auf die Infektionsrisiken und die Gefährlichkeit dieser Infektionskrankheiten hinweisen.[16] Dennoch bleibt festzuhalten, dass trotz aller bisherigen Anstrengungen das WHO-Ziel in Deutschland bislang nicht erreicht wurde.[17]

Die vorliegende Arbeit zeigt Möglichkeiten zur Steigerung der Masernimpfquote von Kindern, Kleinkindern und Jugendlichen in Deutschland auf, die zur Erreichung des WHO-Ziels und einer Reduzierung der gesundheitsökonomischen Belastungen beitragen können. Der Fokus liegt hierbei auf den Kindern impfkritischer Eltern. Es werden die Gründe dafür untersucht, warum Eltern ihre Kinder nicht impfen lassen: Welche Impfbarrieren gibt es und wie können geeignete, zielgruppengerechte Interventionsprogramme zur Aufklärung und zum Abbau dieser Barrieren beitragen? Es werden gezielte Aufklärungs- und Interventionsprogramme hinsichtlich ihrer Vor- und Nachteile untersucht. Darüber hinaus ist die Frage nach der Art der optimalen Aufklärung wesentlicher Bestandteil der folgenden Untersuchungen. Hierbei wird insbesondere auf den Einfluss von Emotionen auf das Gesundheitsverhalten eingegangen. Welche Vor- und Nachteile weisen emotionale Aufklärungskampagnen auf? Und inwiefern können sie dazu beitragen, möglichst viele impfkritische Eltern zu erreichen? Unter Berücksichtigung der genannten Aspekte wird folgender konkreter Fragestellung nachgegangen:

> **Wie können gezielte Interventionsprogramme zu einer Steigerung der Masern-Durchimpfungsrate bei Kindern von impfkritischen Eltern beitragen?**

Als Resultat wird eine Handlungsempfehlung gegeben, die die wichtigsten Aspekte für ein erfolgreiches Interventionsprogramm für die Zielgruppe der

---

16 vgl. Gesundheitsministerkonferenz der Länder (2010)
17 vgl. Robert Koch-Institut (2010)

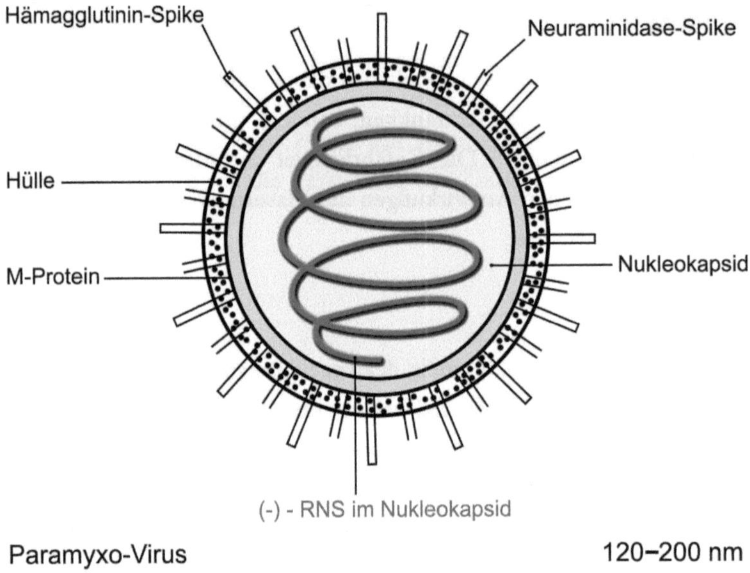

Abbildung 1.1: Aufbau des Paramyxo-Virus (vgl. Hahn et al., 2005, S. 544)

Das Masernvirus ist also ein einzelsträngiges RNS-Virus. Es wird auch als Morbillivirus bezeichnet. Morbilli bedeutet so viel wie „kleine Pest". Sein Durchmesser beträgt 120–150 nm und es ist ausschließlich humanpathogen.[23] [24] Pathogenität ist die Fähigkeit eines Erregers, Krankheitserscheinungen zu bewirken.[25] Humanpathogenität bedeutet, dass der Erreger nur beim Menschen Krankheitserscheinungen hervorrufen kann. Das Reservoir für das Masernvirus ist demnach ausschließlich der infizierte und akut erkrankte Mensch.[26] Es besteht solange fort, wie es eine ausreichende Zahl empfänglicher Individuen gibt. Gegenüber äußeren Einflüssen, wie Licht, UV-Strahlen, erhöhten Temperaturen, fettlösenden Substanzen und Desinfektionsmitteln sind Masernviren sehr empfindlich. Außerhalb des menschlichen Körpers ist das Virus deshalb auch nur für ca. zwei Stunden ansteckend. Darüber hinaus

23 vgl. Eppinger/Müller (2013), S. 91
24 vgl. Bartens (2009)
25 vgl. Füeßl (2004), S. 338
26 vgl. Eppinger/Müller (2013), S. 91

sind Masernviren antigenisch stabil und bilden nur einen Serotyp, was es ermöglicht, einen gut wirksamen Impfstoff gegen das Virus herzustellen.[27] [28] Antigene sind Substanzen, die von einem Organismus als fremd oder eigen erkannt werden und die eine spezifische Immunantwort, also beispielsweise die Bildung von Antikörpern, auslösen.[29] Serotypen sind antigenetisch unterschiedliche Ausprägungen innerhalb einer Spezies von Mikroorganismen.[30] Masernviren werden in Bezug auf ihre genetische Zusammensetzung in acht Gruppen (A, B, C, D, E, F, G, H) mit insgesamt 23 Genotypen unterteilt. Als Genotyp wird die Gesamtheit aller Erbanlagen eines Organismus bezeichnet. Anhand der Genotypisierung können Impf- von Wildviren unterschieden, Infektionsquellen ermittelt werden oder epidemiologische Untersuchungen erfolgen. In Europa kommen hauptsächlich die Masern-Genotypen C2, D6 und D7 vor.[31] [32]

Nachdem der Aufbau und die Besonderheiten des Masernerregers kurz zusammengefasst wurden, soll im Folgenden auf dessen Übertragungswege und das klinische Krankheitsbild, das der Erreger bei ungeimpften Personen auslöst, eingegangen werden.

1.2 Übertragungswege, Krankheitsverlauf und Therapie

Die Übertragung des Masernerregers erfolgt durch die sogenannte Tröpfcheninfektion, die auch über größere Entfernungen möglich ist (fliegende Infektion), und durch den Kontakt mit dem Nasen- oder Rachensekret einer infizierten oder erkrankten Person.[33] Der Erreger befindet sich im Speichel der infizierten bzw. erkrankten Person und wird durch Husten, Niesen und auch durch normales Sprechen verbreitet. Gelangt eine andere Person mit dem Erreger in Kontakt, nimmt sie diesen durch Einatmen über den Nasen- und Rachenraum auf.[34] Die Exposition von nicht immunen Personen führt

27 vgl. Robert Koch-Institut (2010)
28 vgl. Brett (2012), S. 322
29 vgl. Pschyrembel (2013), S. 114
30 vgl. Pschyrembel (2013), S. 1926
31 vgl. Brett (2012), S. 322
32 vgl. Pschyrembel (2013), S. 753
33 vgl. Pschyrembel (2013), S. 1288
34 vgl. Beske/Ralfs (2003), S. 74

bis auf wenige Ausnahmen immer zur Ansteckung. Die Masern gehören zu den ansteckendsten Krankheiten überhaupt mit einem Kontagionsindex von fast 100 %. Der Kontagionsindex, auch Infektionsindex genannt, dient zur Quantifizierung der Erkrankungswahrscheinlichkeit bei Exposition gegenüber infektiösen Stoffen. Die Ansteckungsfähigkeit einer infizierten Person beginnt fünf Tage vor Auftreten des maserntypischen Ausschlages (Masernexanthem) und hält bis zu vier Tage nach Beginn des Ausschlages an. Am Größten ist die Ansteckungsfähigkeit kurz vor Erscheinen des Exanthems. Bei über 95 % der infizierten, ungeimpften Personen kommt es zum klinischen Krankheitsbild.[35] [36] [37] [38]

Ist das Virus über die Atemwege in den menschlichen Körper eingedrungen, vermehrt es sich dort. Vom Respirationstrakt erfolgt die weitere Ausbreitung über die Bronchien und auf dem Lymph- und Blutweg bis in die Haut. Darüber hinaus befällt das Virus Zellen des Immunsystems, was zu einer Unterfunktion der Zellabwehr führt.[39]

Die Inkubationszeit beträgt ca. 10 bis 14 Tage. Das bedeutet, dass nach Aufnahme des Masernerregers 10 bis 14 Tage vergehen, bis die ersten Krankheitssymptome auftreten.[40] Der Krankheitsverlauf ist zweiphasig. Die Krankheitserscheinungen, die in der ersten Phase, dem Prodromalstadium auftreten, sind Husten, Schnupfen, Fieber, Übelkeit, Konjunktivitis (Augenbindehautentzündung) mit Lichtscheue, Hals- und Kopfschmerzen. Das Prodromalstadium dauert etwa vier Tage an. Neben diesen uncharakteristischen Krankheitssymptomen treten häufig die sogenannten koplikschen Flecken auf. Hierbei handelt es sich um weißliche, kalkspritzerartige, 1–2 mm große Flecken, die an der Wangenschleimhaut der Mundhöhle auftreten. Nach Auftritt der koplikschen Flecken kommt es zu einem entzündlichen Ausschlag (Enanthem) der gesamten Mundschleimhaut. Dieser ist verbunden mit einem

35 vgl. Robert Koch-Institut (2010)
36 vgl. Hahn et al. (2005), S. 551
37 vgl. Pschyrembel (2013), S. 1119
38 vgl. Eppinger/Müller (2013), S. 91
39 vgl. Hahn et al. (2005), S. 551
40 vgl. Pschyrembel (2013), S. 1288

Fieberabfall. In 25 % der Fälle tritt anschließend ein bräunliches Vorexanthem vor allem auf den Wangen auf.[41 42 43]

In der zweiten Krankheitsverlaufsphase, dem Exanthemstadium, kommt es unter erneutem Fieberanstieg auf bis zu 40 °C zum maserntypischen Ausschlag, dem Masernexanthem.[44] Der Ausschlag beginnt hinter den Ohren und breitet sich von dort in ein bis zwei Tagen über Hals, Gesicht, Schultern, Rumpf und Extremitäten auf den ganzen Körper aus. Das Exanthem besteht aus rosa- bis violettroten, grobfleckigen, erhabenen Hautveränderungen.[45 46] Ein bis zwei Tage nach dem Auftreten des Exanthems gehen Fieber und Schnupfen zurück. Nach ca. drei bis vier Tagen beginnt das Exanthem abzuklingen. Hierbei kommt es zu einer kleieartigen Schuppung der Haut. Das Abklingen des Exanthems ist mit einer raschen Entfieberung verbunden.[47 48 49]

Zur Veranschaulichung und Zusammenfassung des gesamten Verlaufs einer Masernerkrankung dient folgende Abbildung:

41 vgl. Eppinger/Müller (2013), S. 92
42 vgl. Pschyrembel (2013), S. 1288
43 vgl. Hahn et al. (2005), S. 522
44 vgl. Pschyrembel (2013), S. 1288
45 vgl. Hahn et al. (2005), S. 552
46 vgl. Pschyrembel (2013), S. 1288
47 vgl. Hahn et al. (2005), S. 552
48 vgl. Pschyrembel (2013), S. 1288
49 vgl. Robert Koch-Institut (2010)

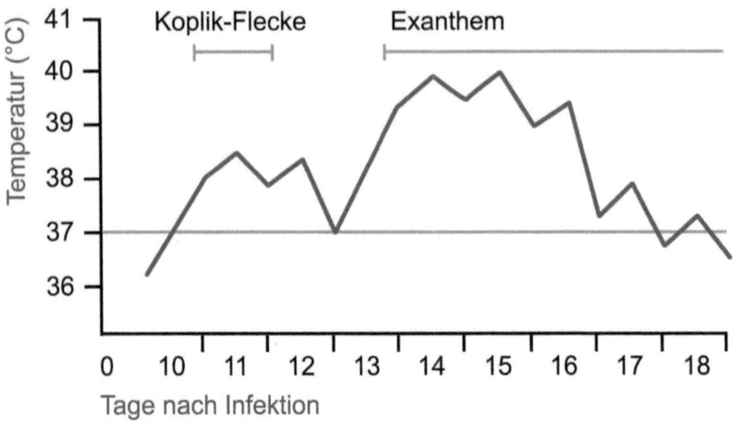

Abbildung 1.2: Masern-Krankheitsverlauf (vgl. Pschyrembel, 2013, S. 1288)

Neben dem üblichen Masern-Krankheitsverlauf gibt es noch weitere besondere Verlaufsformen:

- **Abgeschwächte Infektionsverläufe (sogenannte mitigierte Masern):** Dieser abgeschwächte Verlauf der Masern wird beispielsweise durch mütterliche Antikörper, die auf das Neugeborene übertragen werden (auch Nestschutz genannt), oder durch eine noch nicht voll ausgebildete Impfimmunität hervorgerufen. In diesen Fällen wird die Vermehrung des Virus beeinträchtigt und auch die Virämie (das Vorhandensein von Viren im Blut) ist reduziert. In der Folge ist das maserntypische Exanthem nicht voll ausgebildet, was die Diagnosestellung erschwert. Die mitigierten Masern sind allerdings in den meisten Fällen genauso ansteckend, wie die normale Verlaufsform.[50] [51]
- **Verlauf bei Immunsuppression oder zellulären Immundefekten:** Die Unterdrückung oder Abschwächung der Immunantwort wird als Immunsuppression bezeichnet. Sie liegt beispielsweise bei einem angeborenen oder erworbenen Immundefekt vor oder entsteht durch therapeutische

50 vgl. Eppinger/Müller (2013), S. 92
51 vgl. Robert Koch-Institut (2010)

Maßnahmen, z. B. durch eine Strahlentherapie. Bei Immunsupprimierten verläuft die Maserninfektion nach außen hin schwach mit einem nur gering ausgeprägten Exanthem. Jedoch kann es zu schweren Organkomplikationen kommen, die in 30 % der Fälle tödlich enden.[52 53 54]

- **Infektion in der Schwangerschaft:** Eine Maserninfektion in der Schwangerschaft birgt das erhöhte Risiko einer Früh- oder Fehlgeburt.[55]
- **Perinatale Infektion:** Die Perinatalperiode bezeichnet den Zeitraum zwischen der Geburt und dem siebten Tag nach der Geburt. Eine Infektion in diesem Zeitraum ist möglich, wenn die Mutter keine Masern hatte und auch nicht gegen Masern geimpft ist, denn für das Neugeborene besteht dann kein entsprechender Nestschutz. Das bedeutet, dass keine Antikörper gegen Masern von der Mutter auf das Neugeborene übertragen wurden. Die perinatale Maserninfektion eines Neugeborenen kann sehr schwere Verlaufsformen annehmen.[56 57]

Eine Masernerkrankung hinterlässt eine lebenslange Immunität.[58] Treten im Zusammenhang mit der Erkrankung keine Komplikationen auf, so ist die Prognose gut. Allerdings führt in den westlichen Industrieländern eine Masernerkrankung bei 10–20 % der Patienten zu Komplikationen. Die Letalität (Tödlichkeit) bei einem Krankheitsverlauf mit Komplikationen liegt zwischen 3 und 5 %.[59 60] Da eine überstandene Masernerkrankung eine vorübergehende Immunschwäche, die ca. sechs Wochen andauert, verursacht, treten in der Folge häufig bakterielle Superinfektionen auf.[61] Eine Superinfektion ist eine bei noch bestehender viraler Primärinfektion (in diesem Fall die Maserninfektion) und unvollständiger Immunität zusätzlich auftretende virale oder bakte-

52 vgl. Pschyrembel (2013), S. 988
53 vgl. Eppinger/Müller (2013), S. 92
54 vgl. Robert Koch-Institut (2010)
55 vgl. Eppinger/Müller (2013), S. 92
56 vgl. Pschyrembel (2013), S. 1604
57 vgl. Eppinger/Müller (2013), S. 92
58 vgl. Eppinger/Müller (2013), S. 91
59 vgl. Pschyrembel (2013), S. 1289
60 vgl. Reiter (1999), S. 335
61 vgl. Robert Koch-Institut (2010)

rielle Infektion.[62] Eine solche bakterielle Superinfektion tritt meist als Otitis media (Mittelohrentzündung), Laryngitis (Kehlkopfentzündung), Bronchitis (Entzündung der Bronchialschleimhaut) oder als Pneumonie (Lungenentzündung) auf.[63] In 0,1 % der Fälle kommt es vier bis sieben Tage nach Auftreten des Masern-Exanthems zu einer postinfektiösen Enzephalitis (Entzündung des Gehirns). Diese äußert sich durch Kopfschmerzen, Fieber, Krämpfe und Bewusstseinsstörungen. Im schlimmsten Fall kann die Masernenzephalitis tödlich verlaufen. 10–20 % der Betroffenen versterben hieran. Bei 20–30 % hinterlässt sie dauerhafte Schäden am zentralen Nervensystem.[64] [65]

Aber nicht nur während oder kurz nach der Masernerkrankung kann es zu Komplikationen kommen, sondern auch noch viele Jahre später. So manifestiert sich beispielsweise die sogenannte subakute sklerosierende Panenzephalitis (SSPE) erst nach sechs bis acht Jahren. SSPE tritt zwar relativ selten auf, aber eine Erkrankung führt unweigerlich zum Tod. Heilungsmöglichkeiten gibt es keine. Besonders hoch ist das Risiko an SSPE zu erkranken, wenn die Maserninfektion im ersten Lebensjahr auftritt. Bei der subakuten sklerosierenden Panenzephalitis kommt es zunächst zu psychischen und intellektuellen Veränderungen, gefolgt von neurologischen Störungen und Ausfällen wie Sprachstörungen, Paresen (Lähmungserscheinungen), Tremor (Zittern), Krampfanfällen und Koordinationsstörungen. Schließlich versagen sämtliche zerebrale Funktionen. Dieser Prozess, an dessen Ende der Erkrankte verstirbt, dauert ca. ein bis drei Jahre.[66] [67] [68] Zwischen 2003 und 2009 erkrankten in Deutschland insgesamt 39 Kinder an SSPE. Das Risiko einer SSPE-Erkrankung durch Masern bei Kindern unter fünf Jahren lag in diesem Zeitraum zwischen 1 : 1.702 und 1 : 3.273.[69] Laut Pschyrembel kommt eine subakute sklerosierende Panenzephalitis nur in ein bis fünf Fällen pro eine

62 vgl. Pschyrembel (2013), S. 2028
63 vgl. Eppinger/Müller (2013), S. 93
64 vgl. Robert Koch-Institut (2010)
65 vgl. Eppinger/Müller (2013), S. 93
66 vgl. Robert Koch-Institut (2010)
67 vgl. Pschyrembel (2013), S. 1554
68 vgl. Eppinger/Müller (2013), S. 93
69 vgl. Schöneberger et al. (2013), S. 6

Millionen Einwohner vor.[70] Die aktuellen Daten zeigen allerdings, dass das SSPE-Risiko in Deutschland deutlich höher liegt.

Gegen Masern gibt es keine kausale Therapie. Das bedeutet, dass ausschließlich die Symptome der Erkrankung behandelt werden können, nicht aber die Ursache. Im Allgemeinen werden eine ausreichende Flüssigkeitsaufnahme und Bettruhe empfohlen. Darüber hinaus kann eine ergänzende medikamentöse Behandlung beispielsweise mittels Antipyretika (fiebersenkende Arzneimittel) und Antitussiva (hustenhemmende Arzneimittel) erfolgen. Kommt es im Zuge der Masern-erkrankung zu einer bakteriellen Superinfektion, so ist eine zusätzliche Antibiotikatherapie indiziert.[71] [72] [73] Um einer Verbreitung der Erkrankung vorzubeugen, muss der Erkrankte bzw. Infizierte isoliert werden. So ist es auch im Gesetz zur Verhütung und Bekämpfung von Infektionskrankheiten beim Menschen, kurz Infektionsschutzgesetz (IfSG), vorgeschrieben. Zum einen muss der Krankheitsverdacht, die Erkrankung und der Tod an Masern namentlich an das zuständige Gesundheitsamt gemeldet werden (§ 6 Abs. 1 IfSG). Zum anderen besteht laut § 34 Abs. 1 IfSG bei Verdacht oder bei Vorliegen einer Masernerkrankung für die betroffene Person ein Tätigkeits- bzw. Besuchsverbot in Gemeinschaftseinrichtungen. Die Wiederzulassung erfolgt erst nach Ende der klinischen Symptome, frühestens jedoch fünf Tage nach Auftreten des Exanthems.[74]

Festzuhalten bleibt: Masern sind entgegen ihrem Ruf keine harmlose Kinderkrankheit. Sie können gefährliche, sogar lebensbedrohliche Komplikationen hervorrufen. Die Gefährlichkeit der Masern sollte nicht unterschätzt werden, ebenso wenig wie die Häufigkeit ihres Vorkommen. Das folgende Kapitel gibt Aufschluss darüber, dass es auch heute noch weltweit hohe Masernfallzahlen gibt, obwohl es sich um eine impfpräventable Erkrankung handelt.

---

70 vgl. Pschyrembel (2013), S. 1554
71 vgl. Reiter (1999), S. 335
72 vgl. Pschyrembel (2013), S. 1289
73 vgl. Eppinger/Müller (2013), S. 92
74 vgl. Hülße et al. (2002), S. 234

1.3 Epidemiologie

Masern gab es bereits im Altertum. Damals wurden sie allerdings mit Pocken und Scharlach zusammen genannt und noch nicht als eigenständige Krankheit angesehen. Erst im 10. Jahrhundert wurden die Pocken von den anderen beiden Erkrankungen abgetrennt, gefolgt vom Scharlach, der im 16. Jahrhundert als charakteristische Krankheit beschrieben wurde.[75] Erstmals dokumentiert wurden Masernausbrüche im späten Mittelalter. Die Verbreitung des Masernvirus wurde durch die Aufnahme von Handelsbeziehungen zwischen Europa und Asien gefördert. Bei der Entdeckung Amerikas schleppten europäische Eroberer das Virus auf den amerikanischen Kontinent ein.[76] Aus dem 17. Jahrhundert liegen weitere Berichte zu einzelnen Masernepidemien vor und im 19. Jahrhundert kam es zu mehreren großen Epidemien, die auch Deutschland betrafen.[77] Als Epidemie wird die zeitlich und räumlich begrenzte Zunahme des Vorkommens von vor allem Infektionskrankheiten bezeichnet.[78]

Auch heutzutage kommt es aufgrund unzureichender Durchimpfungsraten immer wieder zu Masernausbrüchen. Die Ausbrüche folgen einem typischen zeitlichen Muster in Form von jährlichen Epidemien, die von längeren epidemischen Zyklen von zwei bis fünf Jahren überlagert sind. Die Zyklen hängen von der Anzahl der Personen ab, die für das Masernvirus empfänglich sind. Die empfänglichen Personen akkumulieren und nehmen nach einem Ausbruch wieder ab. Hauptsächlich treten Masernerkrankungen in den späten Wintermonaten und zu Beginn des Frühjahrs auf.[79] [80]

Masern werden häufig assoziiert mit einer typischen Kinderkrankheit. Allerdings haben veränderte Lebensbedingungen und unzureichende Durchimpfungsraten dazu geführt, dass Kinder immer später an Masern erkranken. Auch veränderte sozioökonomische Verhältnisse, wie die Zunahme von Familien mit nur einem Kind, haben dazu beigetragen, dass es in den letzten

---

75 vgl. Schütz (1925), S. 7
76 vgl. Brett (2012), S. 322
77 vgl. Schütz (1925), S. 7
78 vgl. Pschyrembel (2013), S. 601
79 vgl. Heininger (2004)
80 vgl. Moss/Griffin (2012), S. 154

Jahren zu einer Verschiebung der Masernerkrankung in das Jugend- und Erwachsenenalter kam. Rund 53 % der Masernfälle in Europa zwischen 2009 und 2012 betraf Personen, die älter als 10 Jahre waren. 25,8 % der in diesem Zeitraum Erkrankten waren sogar über 20 Jahre alt. Abgesehen von der in Kapitel 1.1 erwähnten perinatalen Infektion, verläuft die Masernerkrankung häufig schwerer, wenn sie erst im Jugendlichen- oder Erwachsenenalter auftritt. Auch die Gefahr von Komplikationen wächst mit steigendem Alter der an Masern erkrankten Person. So tritt bei einem von 10.000 an Masern erkrankten Kleinkindern eine Gehirnentzündung auf. Bei älteren Kindern und Jugendlichen hingegen kommt es bei einem von 1.000 Erkrankten zur Gehirnentzündung.[81] [82] [83]

Masern sind auf der ganzen Welt verbreitet. So gab es beispielsweise im Jahr 2003 weltweit mehr als 30 Millionen Masernfälle und 530.000 Todesfälle infolge einer Masernerkrankung. Auch im Jahr 2010 starben weltweit noch fast 140.000 Kinder an Masern.[84] [85] Die größte Bedeutung haben sie in Entwicklungsländern. In Afrika gehören die Masern zu den zehn häufigsten Infektionskrankheiten mit oftmals tödlichem Krankheitsverlauf.[86] In Industrieländern versterben ca. ein bis drei pro 1.000 Erkrankten an Masern.[87]

Die Maserninzidenz in Europa lag zu Beginn der 1990er-Jahre bei fast 400 Fällen pro eine Millionen Einwohner.[88] Diese ist zwar erheblich gesunken, dennoch sind Masern in Europa noch weit verbreitet. Im Jahr 2004 gab es mehr als 29.000 Masernfälle. [89] Der Großteil der Masernausbrüche zwischen 2004 und 2006 ereigneten sich in Zentral- und Osteuropa. In den Jahren 2006 und 2007 traten die meisten Masernfälle in Rumänien, England, Italien, in der Schweiz und in Deutschland auf. Hier waren vor allem nicht oder nur teilgeimpfte Kinder betroffen. Insgesamt gab es in diesen beiden Jahren sieben

81 vgl. Reiter (1999), S. 335
82 vgl. Engelbrecht et al. (1997), S. 27
83 vgl. Matysiak-Klose (2013a), S. 1233
84 vgl. WHO (2005), S. 1
85 vgl. Matysiak-Klose (2013a), S. 1231
86 vgl. Robert Koch-Institut (2010)
87 vgl. Matysiak-Klose (2013a), S. 1231
88 vgl. Matysiak-Klose (2013a), S. 1232
89 vgl. WHO (2005), S. 1

Todesfälle.[90] Zwischen 2007 und 2009 sank die Maserninzidenz in Europa auf acht bis zehn Fälle pro eine Millionen Einwohner. Im Jahr 2009 wiesen nur fünf europäische Länder eine Maserninzidenz über zehn Fälle pro eine Millionen Einwohner auf. Zu diesen Ländern zählte neben Bulgarien, Frankreich, England und der Schweiz auch Deutschland. Alle anderen Länder der Europäischen Union (EU) wiesen niedrigere Inzidenzen auf. In den letzten Jahren ereigneten sich vor allem in West- und Zentraleuropa immer wieder Ausbrüche, die zum Teil sehr ausgedehnt waren.[91] Innerhalb der EU und den Ländern der europäischen Wirtschaftszone gab es zwischen 2010 und 2011 rund 30.500 Masernfälle. Die meisten Fälle traten in Bulgarien und Frankreich auf. Aber auch Deutschland gehörte neben Italien, Spanien, Rumänien, der Ukraine und England erneut zu den Ländern, in denen vergleichsweise viele Masernfälle auftraten.[92]

Deutschland ist demnach eines der Länder der EU, in dem die Masernproblematik heutzutage noch am größten ist. Zwar ist die Häufigkeit der Masern in Deutschland durch die seit etwa 30 Jahren praktizierte Impfung insgesamt deutlich zurückgegangen, aber es kommt bis heute immer wieder zu kleinräumigen Masernausbrüchen.[93] Im Jahr 1999 lag die durchschnittliche Maserninzidenz in Deutschland bei 50 Erkrankungen pro 100.000 Einwohner. Damals wurde die Zahl der jährlichen Fälle an Masernenzephalitis in der Bundesrepublik auf 30 bis 50 geschätzt.[94] Die Einführung der Meldepflicht für Masern gemäß IfSG im Jahr 2001 ermöglichte eine genauere Dokumentation der in Deutschland aufgetretenen Masernfälle. Abgesehen von den über 6.000 gemeldeten Masernfällen aus dem Jahr 2001, gab es einzelne Spitzen in den Jahren 2006 mit rund 2.300 gemeldeten Fällen, im Jahr 2011 mit rund 1.600 Fällen und auch im Jahr 2015 liegt die gemeldete Fallzahl bereits bei 1.096 (Stand 01.04.2015).[95] [96]

90 vgl. Höger (2010), S. 79
91 vgl. Matysiak-Klose (2013a), S. 1232
92 vgl. Matysiak-Klose (2013a), S. 1233
93 vgl. Robert Koch-Institut (2010)
94 vgl. Reiter (1999), S. 336
95 vgl. Robert Koch-Institut (2010)
96 SurvStat (2015a)

In der nachfolgenden Tabelle werden alle jährlich gemeldeten Masernfälle in Deutschland seit Einführung der Meldepflicht und die dazugehörigen Inzidenzen aufgeführt:

Tabelle 1.1: Gemeldete Masernfälle in Deutschland seit Einführung der Meldepflicht (SurvStat, 2015a) (Daten für 2015 bis einschließlich März)

Jahr	Gemeldete Masernfälle	Inzidenz (Masernfälle pro 100.000 Einwohner)
2001	6.039	7,33
2002	4.656	5,64
2003	777	0,94
2004	123	0,15
2005	781	0,95
2006	2.308	2,80
2007	566	0,69
2008	915	1,12
2009	571	0,70
2010	780	0,95
2011	1.608	1,96
2012	165	0,20
2013	1.769	2,19
2014	442	0,55
2015	1.096	1,36

Aus den Tabellendaten ergibt sich folgender zeitlicher Trendverlauf der Masernfälle in Deutschland seit dem Jahr 2001:

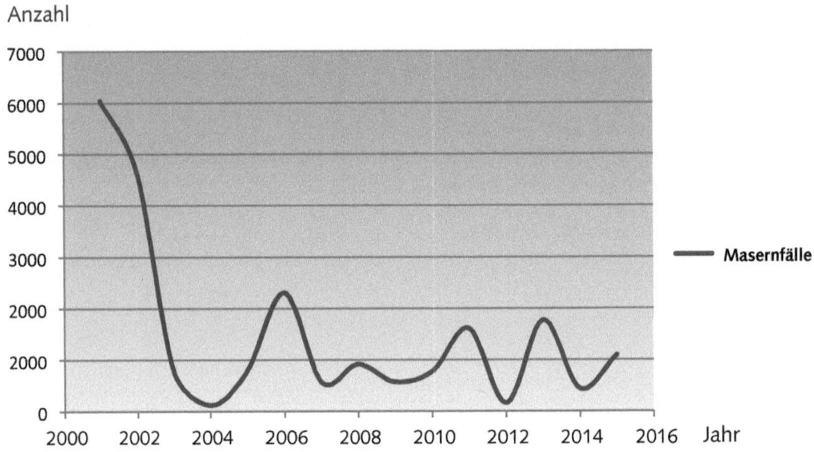

Abbildung 1.3: Masernfälle in Deutschland seit Einführung der Meldepflicht (SurvStat, 2015a)

Die hohen Fallzahlen in den letzten Jahren sind auf wiederholte regionale und zeitlich begrenzte Masernausbrüche zurückzuführen. Während dieser Ausbrüche treten bis zu 75 % der pro Jahr gemeldeten Fälle auf.[97] Es sind stets Bevölkerungsgruppen betroffen, die über eine ungenügende Masernimmunität verfügen. Darüber hinaus kommt es überwiegend in den westdeutschen Bundesländern immer wieder zu einzelnen Epidemien. Ostdeutschland hingegen hat seit einigen Jahren kaum noch mit Masernausbrüchen zu kämpfen. Im Jahr 2006 lag die Inzidenz pro eine Millionen Einwohner in Westdeutschland bei 33,1 Masernfällen, während in Ostdeutschland nur 2 Fälle pro eine Millionen Einwohner auftraten. In 2011 betrug die Inzidenz in den westdeutschen Bundesländern noch 22,4. In den ostdeutschen Bundesländern stieg sie auf 5,1, fiel aber im Folgejahr auf 0. Die Inzidenz in Westdeutschland lag im Jahr 2012 noch bei 2,4 Fällen pro eine Millionen Einwohner. Insgesamt konnte in den östlichen Bundesländern zwischen 2001 und 2012 bereits mehrfach die Inzidenz von unter einem Masernfall pro eine Million Einwohner erreicht bzw. sogar unterschritten werden. In den westlichen Bundesländern

97 vgl. Robert Koch-Institut (2010)

konnten derart niedrige Inzidenzen bisher nicht erreicht werden.[98] Ein Erklärungsansatz für die Unterschiede zwischen Ost- und Westdeutschland ist in den Ursprüngen der Masernimpfung in Deutschland zu suchen. So wurde in Westdeutschland im Jahr 1973 die Masernimpfung eingeführt. In der ehemaligen DDR hingegen war die Impfung bereits seit 1970 als Pflichtimpfung im Impfplan vorgeschrieben. Die zweite Impfung für Kinder wurde 1986 in der DDR zur Pflicht, während in Westdeutschland erst im Jahr 1991 die Zweitimpfung von der STIKO empfohlen wurde.[99]

Ungeachtet des vorherrschenden Ost-West-Gefälles erkranken in Deutschland seit dem Jahr 2006 immer mehr ältere Altersgruppen (>10 Jahre) an Masern. Gleichzeitig ist eine hohe Inzidenz bei Säuglingen und Kleinkindern zu verzeichnen. Im Jahr 2009 lag die Inzidenz bei Kindern unter einem Jahr bei 7,3 pro 100.000 Kinder.[100] Bei Säuglingen führen Masern, genauso wie die Erkrankung im Erwachsenenalter, häufiger zu schweren Komplikationen. Gründe für die hohe Inzidenz bei Säuglingen und Kleinkindern sind folgende:

- Eine Masernimpfung der Kindsmutter führt im Vergleich zu einer Wildvirusinfektion zu einem verkürzten Nestschutz des Neugeborenen von nur vier bis sechs Monaten.
- Immer mehr junge Erwachsene weisen gar keine Masernimmunität auf, da Impfungen bei ihnen versäumt wurden und auch keine Wildvirusinfektion aufgrund der rückläufigen Viruszirkulation aufgetreten ist. Kinder von Müttern ohne jegliche Masern-Immunität haben folglich gar keinen Nestschutz.
- Die erhöhte Maserninzidenz bei Kindern im zweiten Lebensjahr liegt häufig an der zu späten Impfung vieler Kinder.[101]

Abschließend ist darauf hinzuweisen, dass die gemäß IfSG gemeldeten Masernfälle kritisch betrachtet werden müssen. Da einerseits ein großer Teil der

98 vgl. Matysiak-Klose (2013a), S. 1234
99 vgl. Mankertz/Poethko-Müller (2013), S. 1244
100 vgl. Robert Koch-Institut (2010)
101 vgl. Ständige Impfkommission (2013), S. 133

in Deutschland übertragbar sind, bleibt fraglich. Allerdings ist davon auszugehen, dass die grundsätzliche Verteilung der Masernerkrankungskosten mit dem Schwerpunkt auf der Langzeitpflege, gefolgt von den stationären Kosten und den Kosten für die ambulante Behandlung und für die Selbstmedikation auf Platz drei und vier auch auf Deutschland zutrifft.

Eine Modellrechnung, die im Auftrag des ÖBIG durchgeführt wurde, ergab, dass die durchschnittlichen Krankheitskosten eines Masernfalls in Österreich in der Summe bei rund 630 € liegen. Dieser Betrag setzt sich aus den direkten und indirekten Kosten einer Masernerkrankung zusammen. Jährlich belaufen sich die Gesamtkosten von Maserninfektionen in Österreich auf durchschnittlich knapp drei Millionen Euro.[107] Die Modellrechnung basiert auf Ergebnissen eines Beobachtungszeitraums von acht Jahren (1993 bis 2000).[108]

In Deutschland beliefen sich die Krankheitskosten pro Masernfall im Jahr 2001 auf 236 €. Damit lag Deutschland im Vergleich zu Belgien (B), Kanada (CAN), Dänemark (DK), Finnland (SF), Frankreich (F), Italien (I), den Niederlanden (NL), Spanien (E), Schweden (SWE) und Großbritannien (UK) etwa im Mittelfeld.[109] [110]

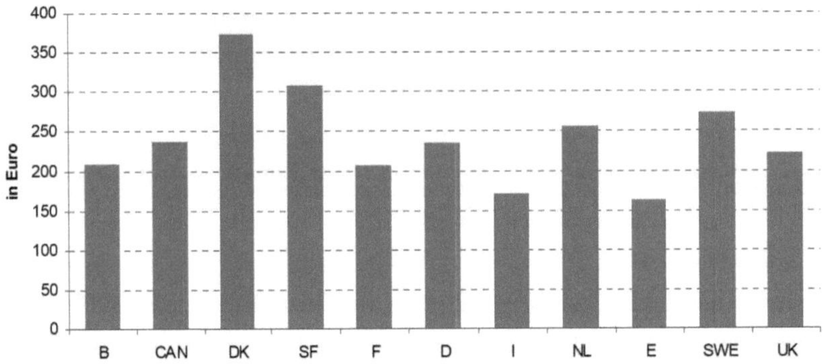

Abbildung 1.5: Geschätzte durchschnittliche jährliche Krankheitskosten pro Masernfall in Euro, 2001 (Rosian-Schikuta et al., 2007, S. 48)

107 vgl. Rosian/Habl (2003), S. 40
108 vgl. Rosian/Habl (2003), S. 30
109 vgl. Wichmann/Ultsch (2013), S. 1267
110 vgl. Rosian-Schikuta et al. (2007), S. 48

Im Jahr 2001 gab es in Deutschland 6.036 gemeldete Masernfälle. Ausgehend von 236 € pro Masernfall ergeben sich Gesamtkosten von 1.424.496 € für das Jahr 2001. Die Kosten haben sich zwar im Vergleich zum Jahr 2001 aufgrund der gesunkenen Masernfallzahlen reduziert, sie sind jedoch nach wie vor vermeidbare Kosten für das deutsche Gesundheitssystem. Durch eine umfassende Impfprävention können die Kosten weiter eingedämmt werden (zu Impfkosten vgl. Kap. 3.3). Derart präventive Maßnahmen werden allerdings nicht von allen Teilen der Bevölkerung wahrgenommen. Die Gründe hierfür und den Einfluss von Gesundheits- und Risikoverhalten werden im nachfolgenden Kapitel beleuchtet.

2 Gesundheitsverhalten und präventive Interventionen

Als Gesundheitsverhalten wird ein Verhalten, ein Verhaltensmuster, eine Handlung oder Gewohnheit verstanden, die mit der Verbesserung, Wiederherstellung oder Erhaltung von Gesundheit im Zusammenhang steht. Beispiele hierfür sind eine gesunde Ernährung, regelmäßige körperliche Aktivität oder die Inanspruchnahme präventiver Interventionen wie Impfungen. Auch das Unterlassen eines Risikoverhaltens kann als Gesundheitsverhalten verstanden werden. Als Risikoverhalten werden Verhaltensweisen bezeichnet, die die Gesundheit gefährden oder sogar schädigen können. Zu den typischen Risikoverhaltensweisen zählen Rauchen, übermäßiger Alkoholkonsum, ungesunde Ernährung, mangelnde körperliche Bewegung sowie psychische und physische Überlastung (Stress).[111] [112] Risikoverhaltensweisen sind, wie auch Gesundheitsverhaltensweisen, oft Gewohnheiten mit großer zeitlicher Stabilität. Gewohnheiten dauerhaft zu verändern, ist ein sehr schwieriger Prozess, der vor allem Motivation voraussetzt.[113]

2.1 Einflussfaktoren von Gesundheits- und Risikoverhaltensweisen

Was genau motiviert uns dazu, uns gesundheitsbewusst zu verhalten oder unser Verhalten hin zu einem gesundheitsbewussteren Lebensstil zu verändern? Ein Großteil der aktuellen gesundheitspsychologischen Forschung hat sich eben dieser Frage gewidmet. So gibt es verschiedene Modelle zur Vorhersage eines Gesundheitsverhaltens, die u. a. die Bedingungen und Faktoren, die auf das Gesundheitsverhalten Einfluss nehmen, beschreiben. Diese Modelle benennen u. a. folgende subjektive Variablen, die beeinflussen, ob wir uns gesundheitsbewusst verhalten oder nicht:

1) die Wahrnehmung der Gesundheitsbedrohung durch eine mögliche Krankheit

---

111 vgl. Knoll et al. (2005), S. 27
112 vgl. Schüler/Dietz (2004), S. 273
113 vgl. Sniehotta/Schwarzer (2003), S. 683

2) die Überzeugungen in Bezug auf den persönlichen Einfluss auf die eigene Gesundheit (= Kontrollüberzeugungen)
3) die Erwartungen in Bezug auf die eigene Handlungskompetenz (= Selbstwirksamkeitserwartungen)
4) die persönlichen Einstellungen
5) die sozialen Normen[114]

Zu den bekanntesten Modellen zur Vorhersage eines Gesundheitsverhaltens zählen eine Reihe von sozial-kognitiven Ansätzen, wie das Health-Belief-Modell, die Theory of Planned Behavior und die Protection Motivation Theory. Diese Theorien gehen davon aus, dass die Wahrscheinlichkeit für ein Gesundheitsverhalten mithilfe sozial-kognitiver Konstrukte vorhergesagt werden kann. Dabei handelt es sich beispielsweise um Selbstwirksamkeitserwartungen, den Schweregrad einer möglichen Erkrankung oder wahrgenommene Barrieren. Handlungssteuernd sind also ganz bestimmte Kognitionen, nämlich verschiedene Typen von Erwartungen. Die Veränderung des Gesundheitsverhaltens wird in diesen Modellen als ein kontinuierlicher Prozess aufgefasst. Je günstiger die sozial-kognitiven Konstrukte ausgeprägt sind, desto größer ist die Wahrscheinlichkeit für ein Gesundheitsverhalten. [115] [116] Zur Entwicklung eines Gesundheitsverhaltens ist die Motivation entscheidend. Das bedeutet, dass eine Person zunächst eine explizite Intention für ein bestimmtes Verhalten oder ein Verhaltensergebnis bilden muss. Auf diese Motivationsphase nehmen insbesondere die Risikowahrnehmung, die Handlungsergebniserwartung und die Selbstwirksamkeitserwartung Einfluss. Die Risikowahrnehmung beruht auf subjektiven Einschätzungen des Schweregrads von Erkrankungen auf der einen Seite und der eigenen Verwundbarkeit auf der anderen Seite. Aus diesen Einschätzungen ergibt sich ein bestimmter Grad an Bedrohung. Die Risikowahrnehmung allein reicht für eine Verhaltensänderung jedoch nicht aus. Es müssen eine oder mehrere Verhaltensalternativen bekannt sein, die geeignet sind, die wahrgenommene Bedrohung zu reduzieren. Insbesondere

114 vgl. Faltermaier (2003), S. 60
115 vgl. Sniehotta/Schwarzer (2003), S. 677
116 vgl. Schwarzer (1992), S. 11

die Zusammenhänge zwischen diesen Verhaltensalternativen und den daraus resultierenden Ergebnissen müssen erkannt werden, denn diese Handlungsergebniserwartungen sind für die Motivation einer Verhaltensänderung von entscheidender Bedeutung. Sie ermöglichen ein Abwägen der Vor- und Nachteile der einzelnen Alternativen und sind somit Grundvoraussetzung für den Entscheidungsfindungsprozess. Die Selbstwirksamkeitserwartungen sind die subjektiven Überzeugungen in Bezug auf die eigene Kompetenz, bestimmte Verhaltensweisen ausführen zu können, auch und vor allem dann, wenn die Situation neue und schwierige Elemente enthält. Um also eine Veränderung gesundheitsbezogener Gewohnheiten zu erreichen, muss ein grundsätzliches Vertrauen in die eignen Fähigkeiten bestehen.[117] Selbstwirksamkeitserwartungen sind allerdings nicht nur von besonderer Bedeutung für die Intentionsbildung, sondern für den gesamten Prozess der Verhaltensänderung, wie die nachfolgende Abbildung zeigt:

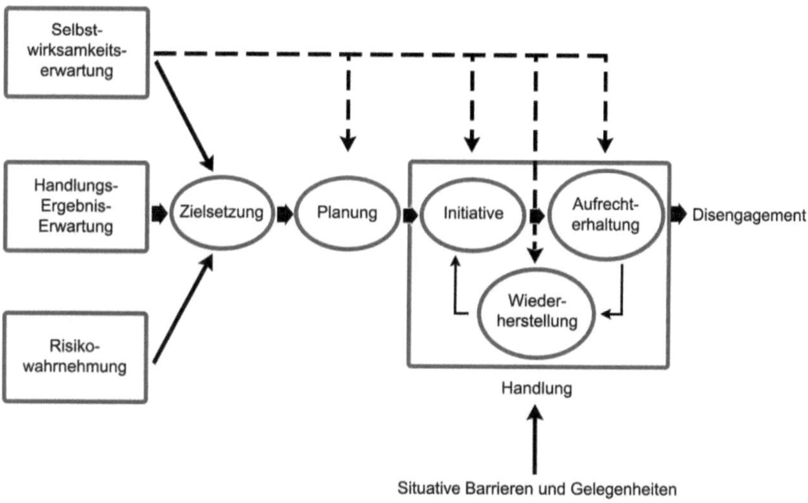

Abbildung 2.1: Sozial-kognitives Prozessmodell des Gesundheitsverhaltens (vgl. Sniehotta/Schwarzer, 2003, S. 684)

117 vgl. Sniehotta/Schwarzer (2003), S. 683 ff.

Die Bildung einer Intention reicht zur tatsächlichen Änderung des Verhaltens nicht aus. An die Motivationsphase schließt sich die sogenannte Volitionsphase an, in der es darum geht, die Verhaltensänderung zu planen, sie anschließend zu initiieren und dann auch beizubehalten. Nach einem Misserfolg gibt es entweder den Weg der Wiederherstellung oder den der Aufgabe des gesetzten Ziels der Verhaltensänderung (= Disengagement).[118]

Neben der individuellen Haltung nehmen vor allem soziale Faktoren starken Einfluss darauf, ob sich eine Person bemüht, gesund zu leben oder nicht. Je nachdem wie die Familie, der Freundes- oder Bekanntenkreis gesundheitsrelevantes Verhalten beurteilt und handhabt, wird die individuelle Entscheidung für oder gegen bestimmte Verhaltensweisen beeinflusst. So ist beispielsweise der Anteil der Raucher in den unteren sozialen Schichten größer als in höheren Schichten. Die gesundheitsbezogenen Normen der gesellschaftlichen Gruppen, in der sich eine Person bewegt, nehmen großen Einfluss auf das individuelle Gesundheitsverhalten, denn normabweichende Verhaltensweisen werden hier häufig negativ sanktioniert. So stellt beispielsweise jeglicher Alkoholkonsum in bestimmten religiösen Gruppen ein solches negativ bewertetes normabweichendes Verhalten dar. Gesellschaftliche Gruppen können auf der anderen Seite aber auch zu einem gesteigerten Risikoverhalten beitragen. Besonders deutlich wird dieser soziale Einfluss auf das Gesundheitsverhalten in der Adoleszenz. So werden beispielsweise Drogen oder Alkohol konsumiert, um den eigenen Status in der Gruppe der Gleichaltrigen zu sichern. Die soziale Beeinflussung des gesundheitsrelevanten Verhaltens ist vor allem im Jugendalter von besonderer Bedeutung, da viele in dieser Zeit begonnene Verhaltensweisen beibehalten werden.[119]

Umso wichtiger erscheinen präventive Interventionen, die auf das Risiko von gesundheitsschädigendem Verhalten hinweisen und gleichzeitig einen positiven Gegenentwurf anbieten.[120]

---

118 vgl. Sniehotta/Schwarzer (2003), S. 686 ff.
119 vgl. Schüler/Dietz (2004), S. 275
120 vgl. Schüler/Dietz (2004), S. 275

2.2 Präventive Interventionen

Es stellt sich die Frage, wie es gelingen kann, das Gesundheitsverhalten durch Prävention und Gesundheitsförderung nachhaltig zu beeinflussen. Dafür sollen hier zunächst die Begrifflichkeiten Prävention und Gesundheitsförderung näher erläutert werden. Was ist hierunter zu verstehen und wie hängen sie zusammen? Im zweiten Teil des Kapitels wird dargestellt, wie Gesundheitsförderung mithilfe von Kommunikationskampagnen konkret umgesetzt werden kann und welche Rolle Emotionen hierbei spielen.

2.2.1 Definition und Zielsetzung von Prävention und Gesundheitsförderung

Der Begriff „Prävention“ stammt aus dem Lateinischen und bedeutet so viel wie „zuvorkommen, vorbeugen“. Im Gesundheitswesen wird unter Prävention die Förderung der Gesundheit und die Verhinderung von Erkrankungen bzw. deren Verschlimmerung (Chronifizierung) verstanden. Demnach fallen sämtliche Programme, Konzepte und Maßnahmen, die darauf abzielen, die Entstehung und Chronifizierung von Krankheiten zu verhindern unter den Präventionsbegriff.[121] Je nach Krankheitsstadium werden drei Präventionsebenen unterschieden:

- Die *primäre Prävention* hat zum Ziel, das Auftreten von Krankheiten zu verhindern. Zu den Maßnahmen der primären Prävention zählen medizinische Maßnahmen wie Impfungen, pädagogische Maßnahmen, wie Ernährungs- oder Sexualberatung und hygienische Maßnahmen.[122] [123]
- Die *sekundäre Prävention* zielt auf das frühzeitige Erkennen von Krankheiten ab. Hierdurch soll eine Verschlimmerung und Chronifizierung der Erkrankung verhindert werden. Vorsorgeuntersuchungen sind demnach Bestandteil der sekundären Prävention.[124] [125]

121 vgl. Schüler/Dietz (2004), S. 273
122 vgl. Schüler/Dietz (2004), S. 273
123 vgl. Kasten/Sabel (2006), S. 401
124 vgl. Schüler/Dietz (2004), S. 273
125 vgl. Kasten/Sabel (2006), S. 402

- Die *tertiäre Prävention* setzt bei bereits bestehenden chronifizierten Erkrankungen ein. Sie umfasst alle Maßnahmen zur Verhütung und Vermeidung von Folgeschäden. Darüber hinaus soll durch Maßnahmen der tertiären Prävention die Wiederauftretungshäufigkeit einer Krankheit gesenkt werden (Rezidivsenkung). Maßnahmen der tertiären Prävention sind Nachsorgeuntersuchungen und vor allem Rehabilitationsmaßnahmen, die die negativen Folgen chronischer Krankheiten verringern sollen.[126] [127]

Es wird deutlich, dass die Prävention eine außerordentlich wichtige Aufgabe der Medizin ist. Sie verringert nicht nur die Auftretungshäufigkeit und die Folgen von Krankheiten, sondern auch die Kosten für unser Gesundheitssystem.[128] Somit ist die Prävention auch aus gesundheitsökonomischer Sicht von großer Bedeutung. Insbesondere die Reduzierung kostspieliger chronischer Erkrankungen wirkt sich positiv auf die Finanzierung des Gesundheitssystems aus. Dies gilt auch für die Früherkennung von Erkrankungen, denn sie ermöglicht eine effektive Behandlung, die bei fortgeschrittenem Krankheitsverlauf nicht mehr möglich wäre.[129] Neben den Maßnahmen der tertiären und sekundären Prävention sind auch die der primären Prävention von großer gesundheitsökonomischer Bedeutung. Bestes Beispiel ist die Vermeidung von Behandlungskosten impfpräventabler Erkrankungen und deren Folgen.

Eng mit der Prävention ist die Gesundheitsförderung verbunden. Der Begriff der Gesundheitsförderung und deren Prinzipien und Ziele wurden Anfang der 1980er-Jahre im Wesentlichen im europäischen Regionalbüro der WHO entwickelt und im Jahr 1986 in der sogenannten Ottawa-Charta zusammengefasst.[130] In Ottawa (Kanada) fand die erste internationale Konferenz zur Gesundheitsförderung statt. Eigens hierfür wurde ein Logo entworfen, das bis heute von der WHO verwendet wird. Das Health-Promotion-Logo"

126 vgl. Schüler/Dietz (2004), S. 273
127 vgl. Kasten/Sabel (2006), S. 403
128 vgl. Kasten/Sabel (2006), S. 400
129 vgl. Schüler/Dietz (2004), S. 273
130 vgl. Kaba-Schönstein (2011)

stellt die Hauptstrategien und Handlungsfelder der Gesundheitsförderung dar.[131 132]

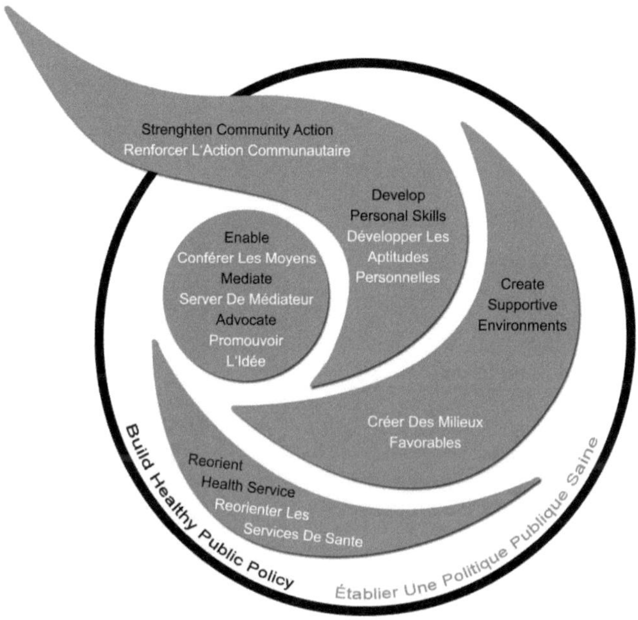

Abbildung 2.2: Health-Promotion-Logo (vgl. WHO, 2013)

Der äußere Ring repräsentiert das Hauptziel der Gesundheitsförderung, nämlich die Entwicklung einer gesundheitsfördernden Gesamtpolitik. Der kleine Kreis innerhalb des Rings steht für die drei Hauptstrategien der Gesundheitsförderung: die Befähigung und Ermöglichung, die Vermittlung und Vernetzung und die gesundheitliche Interessenvertretung („to enable, to mediate, and to advocate").[133 134 135] Komplettiert wird das Logo durch die Kernelemente bzw. Handlungsfelder der Gesundheitsförderung. Dies sind:

1) die Schaffung unterstützender Umwelten für die Gesundheit

131 vgl. WHO (2013)
132 vgl. Kaba-Schönstein (2011)
133 vgl. WHO (2013)
134 vgl. WHO (2013)
135 vgl. Naidoo/Wills (2003), S. 77

2) die Entwicklung von Kompetenzen des Einzelnen im Umgang mit Gesundheit und Krankheit
3) die Stärkung gesundheitsbezogener Gemeinschaftsaktionen
4) die Neuorientierung der Gesundheitsdienste über die medizinisch-kurativen Betreuungsleistungen hinaus und die Verbesserung des Zugangs zu den Gesundheitsdiensten[136]

Vereinfacht ausgedrückt zielt die Gesundheitsförderung darauf ab, große Teile der Bevölkerung zu einem gesünderen Verhalten zu animieren. Gesundheitsbezogene Verhaltensweisen sollen dahingehend verändert werden, dass das Gesundheitsverhalten gesteigert und das Risikoverhalten reduziert wird. In der Regel handelt es sich hierbei um staatlich geförderte Programme, die entweder auf individueller oder aber auf gesellschaftlicher, politischer und institutioneller Ebene ablaufen.[137] [138] Somit gibt es zwei verschiedene Formen der Gesundheitsförderung:

- Die *personale Gesundheitsförderung* setzt am Individuum an, mit dem Ziel, dessen Verhalten zu ändern.
- Die *strukturelle Gesundheitsförderung* hat zum Ziel, Strukturen bzw. die Lebensumwelt so zu verändern, dass gesundheitsförderliches Verhalten erleichtert oder gesundheitsschädigendes Verhalten erschwert wird.[139]

Prävention erfordert die aktive Mitwirkung der Bevölkerung, denn präventive Maßnahmen, wie die Teilnahme an einer Impfung, sind meist freiwillig. Und genau hier setzt die Gesundheitsförderung an, denn sie erinnert und appelliert an die Eigenverantwortung eines jeden Einzelnen und trägt somit zum Funktionieren präventiver Interventionen bei.[140] Um den Großteil der Bevölkerung zu einem gesundheitsbewussteren Verhalten animieren zu können, sind kommunikative Maßnahmen erforderlich, die möglichst viele Menschen

136 vgl. Naidoo/Wills (2003), S. 76 f.
137 vgl. Eid (2003), S. 105
138 vgl. Kasten/Sabel (2006), S. 406
139 vgl. Schüler/Dietz (2004), S. 285
140 vgl. Beske/Ralfs (2003), S. 48

erreichen. Dieses Ziel kann mithilfe von Kommunikationskampagnen realisiert werden.

2.2.2 Kommunikationskampagnen zur Förderung der Gesundheit

Kommunikationskampagnen verfolgen zweierlei Intentionen: Sie wollen auf der einen Seite informieren und auf der anderen Seite Meinungen und Verhaltensweisen der Adressaten ganz gezielt beeinflussen.[141] Da auch Gesundheitskampagnen eine Verhaltensmodifikationen und langfristige Einstellungsänderungen in der Gesellschaft zum Ziel haben, sind Kommunikationskampagnen gut geeignet, um gesundheitsfördernde Inhalte zu transportieren.[142]
Der Begriff „Kommunikationskampagne" umfasst definitionsgemäß:

- die Konzeption, Durchführung und Kontrolle von
- zielgerichteten und systematischen
- Kommunikationsaktivitäten
- zur Förderung von Problembewusstsein und zur Beeinflussung von Einstellungen und Verhaltensweisen bestimmter
- Zielgruppen in Bezug auf
- soziale Ideen, Aufgaben oder Praktiken und zwar im
- positiven bzw. gesellschaftlich erwünschten Sinn.[143]

Um die Strategie der Kommunikation von anderen Strategien zur Lösung von Gesundheitsproblemen abzugrenzen, soll die nachfolgende Tabelle dienen. Sie führt Beispiele für mögliche Strategien aus dem Gesundheitsbereich auf und ermöglicht so die strategische Einordnung der Kommunikationskampagne.

141 vgl. Bonfadelli/Friemel (2006), S. 15
142 vgl. Schüler/Dietz (2004), S. 285
143 vgl. Bonfadelli/Friemel (2006), S. 15

Tabelle 2.1: Strategien zur Lösung gesellschaftlicher Probleme (Bonfadelli/Friemel, 2006, S. 16)

Medium	Strategie	Beispiele aus dem Gesundheitsbereich
Technik	Ursachenvermeidung, Folgenabschwächung (Risikominderung)	Hygienemaßnahmen, Impfungen, Medikamente, Operationen
Macht	Gebote und Verbote (Repressionen)	Meldepflicht von Ärzten, „Rauchfrei"-Gebote, Drogenverbote
Geld	Negativ: Lenkungsabgaben Positiv: finanzielle Anreize	Besteuerung von Tabak, tiefere Krankenkassenprämien für Nichtraucher
Kommunikation	Information, Kommunikation und Persuasion	Info-Broschüren, Gesundheitserziehung an Schulen, Gesundheitskampagnen von Behörden

Neben der Abgrenzung nach außen, also gegenüber nicht kommunikativen Strategien, muss auch eine Abgrenzung nach innen erfolgen, denn nicht jede kommunikative Strategie ist eine Kommunikationskampagne. Bestes Beispiel ist die herkömmliche Werbung. Auch wenn sie sich mit Gesundheitsthemen befasst, ist es keinesfalls ihr übergeordnetes Ziel, das gesundheitsbewusste Verhalten der anzusprechenden Zielgruppe zu beeinflussen, sondern lediglich das Kaufverhalten. Werbung verfolgt das Ziel der Erhöhung des Produktabsatzes.[144] Auch viele Kommunikationskampagnen nutzen die Werbung über Massenmedien als Kanal zur Verbreitung ihrer Botschaften. Mögliche Kommunikationskanäle sind Kampagnenspots im Radio, Fernsehen oder Kino, Kampagneninserate in der Presse oder öffentliche Plakataktionen. Trotz dieser Parallele in Bezug auf die Nutzung der Kommunikationskanäle existieren systematische Unterschiede zwischen der Massenkommunikation und Kommunikationskampagnen. Teilweise befassen sich Massenmedien zwar mit Gesundheitsthemen, allerdings tun sie das eher extensiv und weniger kontinuierlich. Außerdem sprechen Massenmedien ein möglichst breites, heterogenes Publikum an. Von einer zielgerichteten, geplanten Beeinflussung homogener

144 vgl. Bonfadelli/Friemel (2006), S. 17

Zielgruppen mittels speziell darauf zugeschnittener Botschaften kann somit nicht die Rede sein.[145]

Kommunikationskampagnen eignen sich jedoch nicht nur für Themen aus dem Gesundheitsbereich. Sie werden zu verschiedensten Themen und sozialen Problemen der Gesellschaft durchgeführt. So gibt es Kommunikationskampagnen zum bewussten Umgang mit der Umwelt, zur Sicherheit beim Autofahren oder zu sozialen Themen wie Gleichberechtigung oder häusliche Gewalt. Priorisiertes Themengebiet bleibt jedoch der Gesundheitsbereich, da hier die Zielsetzungen von Kampagnen meist wenig kontrovers sind.[146] Die wichtigsten Auftraggeber von Kommunikationskampagnen mit Gesundheitsthematik sind gemeinnützige Stiftungen oder Vereine, (religiös-)karitative Organisationen, Regierungen und ihre Behörden sowie weitere parastaatliche Institutionen.[147] Neben den Auftraggebern gibt es noch weitere Stakeholder von Kommunikationskampagnen. Dies sind die Politik, die Betroffenen bzw. Adressaten, die durch die Kampagne erreicht werden sollen, die Kommunikationsagenturen, die Experten (Gesundheits- und Kommunikationsspezialisten), die Medien und weitere Interessengruppen wie Krankenkassen oder Organisationen des Gesundheitswesens. Die einzelnen Stakeholder können mit- aber auch gegeneinander agieren. Je nach Interessenlage kann es zu Konflikten zwischen den einzelnen Stakeholdern kommen, die wiederrum die erfolgreiche Durchführung der Kommunikationskampagne erschweren können.[148] Zusammenfassend werden im nachfolgenden Schaubild die Berührungspunkte der einzelnen Stakeholder vereinfacht dargestellt:

145 vgl. Bonfadelli/Friemel (2006), S. 18 f.
146 vgl. Bonfadelli/Friemel (2006), S. 20
147 vgl. Bonfadelli/Friemel (2006), S. 20
148 vgl. Bonfadelli/Friemel (2006), S. 25 f.

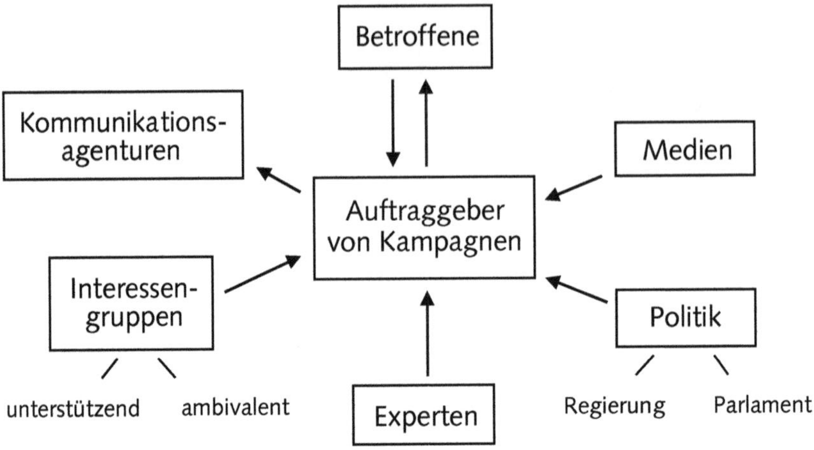

Abbildung 2.3: Stakeholder von Kommunikationskampagnen (Bonfadelli/Friemel, 2006, S. 25)

Nachdem der Begriff der Kommunikationskampagne definiert und ihre Ziele und Berührungspunkte aufgezeigt wurden, stellt sich die Frage, wie so eine Kommunikationskampagne zur Förderung der Gesundheit aussehen kann. Ein bekanntes Beispiel ist die Kampagne „Alkohol? Kenn dein Limit." von der BZgA. Im Rahmen dieser Kampagne soll die Bevölkerung über die Gefahren von übermäßigem Alkoholkonsum informiert und für einen verantwortungsvollen Umgang mit Alkohol sensibilisiert werden. Viele unterschiedliche Kommunikationskanäle wie die kampagneneigenen Internetseiten (http://www.kenn-dein-limit.de/ und http://www.kenn-dein-limit.info/home.html), eine deutschlandweite Informationstour der BZgA oder verschiedene Werbe- und Kinospots tragen dazu bei, dass möglichst große Teile der Bevölkerung erreicht werden.[149]

In diesem Kapitel wurde dargestellt, dass Kommunikationskampagnen zur Förderung der Gesundheit sehr komplexe Strategien sind, die eine umfassende Planung erfordern und unter der ständigen Beeinflussung verschiedenster Interessengruppen stehen, d. h. viele Herausforderungen und Schwierigkeiten, die den Erfolg einer solchen Kampagne gefährden können. Es stellen sich somit die Fragen: Wie kann eine Kommunikationskampagne

149 vgl. Bundeszentrale für gesundheitliche Aufklärung (2013)

all diesen Schwierigkeiten zum Trotz ihr Ziel erreichen und zu einem Umdenken in der Bevölkerung hin zu einem gesundheitsbewussteren Lebensstil führen? Was macht eine erfolgreiche Kommunikationskampagne zur Förderung der Gesundheit aus? Mit der Beantwortung dieser Fragen beschäftigt sich das folgende Unterkapitel.

Prinzipien erfolgreicher Kampagnen

Grundsätzlich ist es schwer zu beurteilen, ob eine Maßnahme der Gesundheitsförderung effektiv ist oder nicht. Die Verhaltensänderung kann sich beispielsweise erst einige Zeit nach Durchführung der Maßnahme einstellen, sodass kein zeitlicher Bezug mehr hergestellt werden kann. Darüber hinaus ist es schwierig nachzuweisen, ob die Verhaltensänderung auch tatsächlich die direkte Folge der gesundheitsfördernden Maßnahme war.[150] Die abhängigen Variablen sind also zum einen häufig nur schlecht messbar und zum anderen ist oftmals zu wenig über die Dauer und den Wirkmechanismus von beispielsweise Aufklärungskampagnen bekannt.[151] Nichtsdestotrotz gibt es einige grundlegende Prinzipien, die zum Erfolg einer solchen Kampagne beitragen:

- **Solide Datengrundlage:** Kampagnen zur Förderung der Gesundheit müssen sich, wie die präventiven Maßnahmen, auf die sie aufmerksam machen wollen, auf eine solide Grundlage epidemiologischer Daten stützen.[152] Dies wiederrum erfordert eine gute und umfangreiche Surveillance, also die fortlaufende, systematische Erfassung, Analyse und Interpretation von Gesundheitsdaten, im Vorfeld der Kampagne.[153] Jede Kampagne muss auf einer ausführlichen Problemanalyse basieren, die theoriebasiert und empirisch abgestützt durchzuführen ist. Das bedeutet, dass wissenschaftlich gesicherte Erkenntnisse über Ursachen, beteiligte Faktoren und Veränderungsmöglichkeiten vorhanden sein müssen, um hierauf die Kampagne aufbauen zu können.[154]

150 vgl. Naidoo/Wills (2003), S. 94
151 vgl. Schüler/Dietz (2004), S. 286
152 vgl. Naidoo/Wills (2003), S. 91
153 vgl. Pschyrembel (2013), S. 2030
154 vgl. Bonfadelli/Friemel (2006), S. 33

- **Kampagnenziele klar definieren:** Eine klare Definition der Kampagnenziele ist von besonderer Wichtigkeit, denn hiervon hängen die Wahl der Kampagnenstrategie und die inhaltliche Bestimmung der Kampagnenbotschaften ab. Außerdem ist der Erfolg der Kampagne nur zu beurteilen, wenn im Vorfeld die Zielsetzungen explizit festgelegt wurden.[155]
- **Zielgruppenansprache:** Wenn Präventionsmaßnahmen und die dazugehörigen Informations- oder Aufklärungskampagnen effektiv sein sollen, müssen sie zielgruppenspezifisch konzipiert sein. Um einen zielgruppenorientierten Zuschnitt von Programmen und Maßnahmen zu erreichen, bietet sich beispielsweise eine Differenzierung hinsichtlich sozialepidemiologischer Variablen an. Diese Variablen sind z. B. das Geschlecht, das Alter oder die soziale Schicht.[156]
- **Wissensvermittlung** allein reicht nicht aus: Die Vermittlung von Informationen über Risikofaktoren im Rahmen einer Kommunikationskampagne trägt zweifelsfrei zum Wissenserwerb in der Bevölkerung bei. Allerdings ist dieser nicht ausreichend, um zu einer Verhaltensänderung zu führen. Kampagnen, die zusätzlich Lernprogramme zur Veränderung ganz konkreter Lebensgewohnheiten enthalten, haben den Vorteil, dass der Zielgruppe nicht nur das Wissen vermittelt wird, sondern auch Hilfestellungen gegeben werden, um dieses Wissen anwenden bzw. umsetzen zu können.[157] Neben dem Aufzeigen von Handlungsalternativen trägt eine sogenannte Ressourcenkommunikation dazu bei, Personen zur Verhaltensänderung zu motivieren. Ressourcenkommunikation bedeutet die Förderung von Selbstwirksamkeitserwartungen und die Vermittlung von Handlungsergebniserwartungen. Es soll den Rezipienten die Erwartung vermittelt werden, dass sie in der Lage sind, gesundheitsbezogenes Verhalten in schwierigen Situationen erfolgreich und dauerhaft auszuüben. Dabei sollte je

155 vgl. Bonfadelli/Friemel (2006), S. 35
156 vgl. Kolip/Helmert (2003), S. 181 f.
157 vgl. Schüler/Dietz (2004), S. 286

nach Themengebiet deutlich gemacht werden, dass auch die Schadensbegrenzung ein wichtiges Ziel darstellt, für das es sich lohnt, das eigene gesundheitsbezogene Verhalten zu ändern.[158] Der Zielgruppe muss also neben fachlichen Informationen eine Handlungsempfehlung vermittelt werden, die bestenfalls unterstützt wird durch das Aufzeigen von Ressourcen und Beispielen zur Umsetzung.

- **Andere Strategien unterstützen:** Erfolgreich sind Kommunikationskampagnen vor allem dann, wenn sie in Kombination mit weiteren Strategien zur Lösung von Gesundheitsproblemen, die technischer, gesetzgeberischer oder ökonomischer Art sein können, einhergehen.[159] Oftmals sind die nicht kommunikativen Maßnahmen unverzichtbar, aber sie können isoliert eingesetzt kein Gesundheitsproblem nachhaltig lösen. Kommunikationskampagnen sind erforderlich, um die Maßnahmen den Bürgern gegenüber zu begründen. Sie haben somit eine Art Legitimationsfunktion. Umgekehrt sind Kommunikationskampagnen umso wirkungsvoller, wenn sie durch gesetzgeberische, technische oder ökonomische Maßnahmen begleitet werden.[160]
- **Stakeholder nicht vergessen:** Bei der Konzeption der Kampagne sollten alle Stakeholder möglichst frühzeitig mit einbezogen werden, damit Konflikten zwischen Auftraggebern, Betroffenen und anderen Involvierten vorgebeugt werden kann.[161] Da sich der Kreis der relevanten Stakeholder im Verlauf einer Kampagne stets verändern kann, ist es wichtig, dass er regelmäßig überprüft wird.[162]
- **Evaluation:** Die empirische Evaluation sollte Bestandteil jeder Kampagne sein. Nur sie ermöglicht die Überprüfung des Erfolges oder Misserfolges und dient somit der Legitimation gegenüber den Stakeholdern, insbesondere gegenüber den Auftraggebern der Kampagne. Darüber hinaus ermöglicht die Evaluation Fortschritt und Verbesse-

158 vgl. Sniehotta/Schwarzer (2003), S. 690 f.
159 vgl. Bonfadelli/Friemel (2006), S. 16
160 vgl. Bonfadelli/Friemel (2006), S. 16 f.
161 vgl. Bonfadelli/Friemel (2006), S. 28
162 vgl. Bonfadelli/Friemel (2006), S. 26

rung und sie stimuliert den Dialog unter Experten sowie die wissenschaftliche Forschung.[163]

Der Erfolg einer Kampagne hängt, unabhängig von den zuvor aufgeführten Punkten, in erster Linie davon ab, ob sie überhaupt Interesse weckt. Denn wie soll die anzusprechende Zielgruppe zu einem gesundheitsbewussteren Verhalten animiert werden, wenn die Kampagne nicht so aufgebaut ist, dass sie Aufmerksamkeit auf sich zieht? Drastische Darstellungen und emotional aufrührende Bilder oder Slogans sind besonders gut geeignet, um das Interesse der Bevölkerung zu wecken. Aber sind derartige Mittel auch für das sensible Thema Gesundheit geeignet?

Emotionale Gesundheitskampagnen

Aufgrund der Informationsüberflutung wird es heutzutage immer schwerer, Aufmerksamkeit zu erzeugen. Um Botschaften hervorzuheben, werden deshalb immer häufiger Emotionen in den Fokus gesetzt.[164] Emotionen erregen Aufmerksamkeit und fördern zudem die kognitive Verarbeitung. Das bedeutet, dass sich Emotionen positiv auf die Beurteilung von Informationen auswirken. Sie werden leichter verarbeitet und bleiben eher in Erinnerung als kognitive Reize.[165] Positive Emotionen können beispielsweise mithilfe von Humorappellen induziert werden. Humorige Stimuli in Kommunikationskampagnen erwecken Aufmerksamkeit und erzeugen eine positive Stimmungslage, die sich wiederrum vorteilhaft auf die Beliebtheit und Glaubwürdigkeit einer Botschaft auswirkt und in der Folge zur Verbesserung der Akzeptanz dieser Botschaft führt – so ist die Theorie. Zur tatsächlichen Wirksamkeit von Humorappellen gibt es allerdings nur wenig gesicherte empirische Forschung. Zudem können Humorappelle unter Umständen von der Kernbotschaft der Kampagne ablenken oder schlichtweg nicht von der Zielgruppe verstanden werden.[166] Neben positiven Emotionen, können auch negative Affekte, wie Furcht, die Aufmerksamkeit der Rezipienten wecken. Vor allem Gesund-

163 vgl. Bonfadelli/Friemel (2006), S. 63
164 vgl. Gelbrich/Schröder (2008), S. 1
165 vgl. Gelbrich/Schröder (2008), S. 4
166 vgl. Bonfadelli/Friemel (2006), S. 53 f.

heitskampagnen bedienen sich häufig dem Mechanismus der Furcht.[167] Diese sogenannten Furchtappelle zählen zu den Hauptstrategien der persuasiven („überredenden") Kommunikation.[168] Furchtappelle rufen definitionsgemäß durch Androhung einer Gefahr die Emotion Furcht hervor, um so eine Einstellungs- bzw. Verhaltensänderung zu erreichen. Diese Gefahrenandrohung bezieht sich immer auf relevante Werte wie Leben, Eigentum oder Gesundheit. Wichtiger Bestandteil des Furchtappells ist neben der Gefahrenandrohung eine Handlungsempfehlung zur Abwendung der Bedrohung.[169] Somit ist ein Furchtappell nur dann sinnvoll und erfolgversprechend, wenn es eine Möglichkeit gibt, die angedrohten Unannehmlichkeiten zu vermeiden.[170] Da die Grenzen von der persuasiven Kommunikation hin zur Manipulation fließend sind, ist es besonders wichtig, behutsam mit Furchtappellen umzugehen.[171] Eine Kommunikationskampagne zur Förderung der Gesundheit soll die Bevölkerung nicht manipulieren, sondern motivieren, gesundheitsbewusster zu leben. Furchtappelle können im ersten Schritt dazu beitragen, Aufmerksamkeit zu wecken. Ethisch unbedenklich sind sie aber nur dann, wenn folgende Bedingungen erfüllt sind:

- Die Bedrohung ist real und nicht übertrieben dargestellt.
- Der Furchtappell lässt Raum für kritische Fragen und ist nicht manipulierend.
- Der Kommunikator handelt nicht ausschließlich im eigenen Interesse, sondern auch im Interesse der Adressaten.[172]

Ob ein Furchtappell wirksam ist oder nicht, also ob er dazu beitragen kann, den Adressaten zu einem Gesundheitsverhalten zu animieren, hängt vor allem von folgenden vier Komponenten ab:

- der wahrgenommenen Schwere oder Ernsthaftigkeit der dargestellten Bedrohung,

167 vgl. Bonfadelli/Friemel (2006), S. 51
168 vgl. Gelbrich/Schröder (2008), S. 1
169 vgl. Gelbrich/Schröder (2008), S. 2
170 vgl. Gelbrich/Schröder (2008), S. 7
171 vgl. Gelbrich/Schröder (2008), S. 3
172 vgl. Gelbrich/Schröder (2008), S. 9

- der wahrgenommenen Wahrscheinlichkeit des Eintretens dieser Bedrohung,
- der wahrgenommenen Effektivität bzw. Wirksamkeit der empfohlenen Strategie, um die Bedrohung abwenden zu können, und
- der individuellen Einschätzung des Adressaten, ob und in welchem Ausmaß er die empfohlene Bewältigungshandlung erfolgreich ausführen kann.[173]

Der Grad der Gefahrenandrohung ist hierbei von besonderer Bedeutung. So führt die Induktion von Angst vor schweren Erkrankungen nur unter ganz bestimmten Bedingungen zum Unterlassen von Risikoverhalten. Kampagnen, die beispielsweise durch Bilder von fortgeschrittenem Krebs vor den negativen Folgen des Rauchens warnen wollen, schrecken nicht ab, sondern induzieren vielmehr ein so hohes Angstniveau, dass Abwehrmechanismen aktiviert werden und die Gefährdung in der Folge geleugnet oder heruntergespielt wird. Ein zu hohes Furchtniveau ist demnach sicherlich förderlich für das Erwecken von Aufmerksamkeit, es ist allerdings ungeeignet, um zu einem Gesundheitsverhalten zu motivieren. Aber auch mit einem zu niedrigen Angstniveau wird eine Kampagne keine Verhaltensänderung erzielen können. Denn wenn die Bedrohung als sehr schwach dargestellt wird, ergibt sich für den Rezipienten gar nicht die Notwendigkeit einer Verhaltensänderung.[174] Demnach ist ein mittleres Furchtniveau anzustreben. Aber neben der Darstellung der Bedrohung sollte der Fokus ebenso auf der Darstellung der Handlungsempfehlung liegen. Erregt die angedrohte Gefahr Aufmerksamkeit beim Rezipienten, nimmt er aber gleichzeitig seine Handlungseffektivität in Bezug auf die angebotene Bewältigungsstrategie als sehr niedrig wahr, dann sieht er sich nicht in der Lage, die Gefahr zu bewältigen. Hierdurch kann ein Gefühl der Hilflosigkeit und des Kontrollverlustes entstehen. Der Furchtappell hätte sein Ziel verfehlt.[175]

---

173 vgl. Gelbrich/Schröder (2008), S. 15 f.
174 vgl. Schüler/Dietz (2004), S. 286
175 vgl. Gelbrich/Schröder (2008), S. 18

Insgesamt sind Emotionen in Aufklärungskampagnen zur Förderung der Gesundheit geeignet, um die Aufmerksam großer Teile der Bevölkerung zu wecken. Allerdings sind insbesondere Furchtmechanismen mit besonderer Sorgsamkeit anzuwenden, damit sie das Kampagnenziel unterstützen und nicht von ihm ablenken oder es gar behindern. Fest steht: Emotionale Kampagnen wecken mehr Aufmerksamkeit als herkömmliche Kampagnen. Sie können hierdurch mehr Menschen erreichen und den Präventionsgedanken in der Bevölkerung weiter verbreiten. Warum also nicht auch die Impfprävention durch emotionale Kampagnen vorantreiben? Bevor auf diese Frage näher eingegangen wird, soll zunächst einmal die Impfprävention selbst betrachtet werden.

2.3 Impfprävention

Impfungen zählen zu den wichtigsten präventivmedizinischen Maßnahmen. Wie durch Impfprogramme versucht wird, die Bevölkerung zur Impfung zu motivieren und was aus Sicht der Impfkritiker gegen eine Prävention durch Impfung spricht, wird im Folgenden näher betrachtet.

2.3.1 Impfungen und Impfprogramme

Eine Schutzimpfung ist die künstliche Immunisierung gegenüber einem bestimmten Infektionserreger.[176] [177] Es werden zwei Arten von Schutzimpfungen unterschieden: die aktive und die passive Schutzimpfung. Für die aktive Schutzimpfung werden Impfstoffe (Vaccinen) verwendet.[178] Im § 4 Abs. 4 des Arzneimittelgesetzes (AMG) wird der Impfstoffbegriff wie folgt definiert:

> „Impfstoffe sind Arzneimittel […], die Antigene oder rekombinante Nukleinsäuren enthalten und die dazu bestimmt sind, bei Mensch oder Tier zur Erzeugung von spezifischen Abwehr- und Schutzstoffen angewendet zu werden und, soweit sie rekombinante Nukleinsäuren enthalten, ausschließlich zur

176 vgl. Hofmann (2007), S. 27
177 vgl. Mayr (1995), S. 38
178 vgl. Mayr (1995), S. 40

passt und sind somit in Deutschland als wissenschaftlicher Standard akzeptiert.[185] Für die Zulassung und somit für die Gewährleistung der Sicherheit von Impfstoffen ist das Paul-Ehrlich-Institut zuständig.[186] Zur Motivation der Bevölkerung, die Impfprävention wahrzunehmen, dienen Impfprogramme. Sie sollen dazu beitragen, eine Steigerung der Impfquoten zu erzielen. Impfprogramme können viele unterschiedliche Gesichter haben. Die gängigsten Programme sollen im Folgenden kurz vorgestellt werden:

- **Surveillance:** Mit Surveillance ist in Bezug auf die Impfprävention die kontinuierliche Überwachung des Impfstatus in der Bevölkerung gemeint. Sie ist somit Grundvoraussetzung und Grundlage für die Konzeption eines jeden Impfprogramms. Im Infektionsschutzgesetz ist die Surveillance der Durchimmunisierung der Bevölkerung gesetzlich verankert (§ 34 Abs. 11 IfSG). Allerdings gilt diese gesetzliche Regelung nur für die Überprüfung von Schulanfängern, nicht aber für Kleinkinder, Jugendliche oder Erwachsene.[187]
- **Aufsuchende Tätigkeiten:** Aufsuchende Tätigkeiten sind Impfaktionen, die vorrangig von Gesundheitsämtern direkt vor Ort durchgeführt werden. Ein Impfangebot in Schulen oder Betrieben, bei denen sich Schüler bzw. Angestellte direkt vor Ort impfen lassen können, sind Beispiele für solche Impfaktionen. Sie dienen zum einen der direkten Impflückenschließung und haben zum anderen den Zweck der Datengewinnung und Aufklärung.[188]
- **Recall-Systeme:** Impf-Recall bedeutet so viel wie Impf-Erinnerung. Recall-Systeme sind also Erinnerungssysteme, die an die Durchführung bzw. Auffrischung des Impfschutzes erinnern sollen.[189]

185 vgl. Robert Koch-Institut (2013)
186 vgl. Paul-Ehrlich-Institut (2011)
187 vgl. Gesundheitsministerkonferenz der Länder (2010), S. 4
188 vgl. Gesundheitsministerkonferenz der Länder (2010), S. 6 ff.
189 vgl. Gesundheitsministerkonferenz der Länder (2010), S. 12

- **Kampagnen:** Kampagnen zur Impfprävention können beispielsweise in Form von Kino- oder Fernsehspots, Posterkampagnen oder Zeitungsinseraten erfolgen. Neben der Aufklärung sollen Impfkampagnen zur Impfung motivieren und Impfbarrieren abbauen.[190]

Trotz zahlreicher bereits durchgeführter Impfprogramme in Deutschland, die die Wichtigkeit und Notwendigkeit von Schutzimpfungen vermitteln, lassen sich nicht alle Menschen impfen. Neben denen, die es aus gesundheitlichen Gründen nicht können, gibt es auch diejenigen, die es nicht tun, weil sie dem Impfen kritisch gegenüberstehen. Die Gründe für impfkritisches Verhalten und weitere Ursachen für Impfbarrieren werden im nachfolgenden Kapitel aufgezeigt.

2.3.2 Impfhindernisse und Gründe für impfkritisches Verhalten

Der weltweite Erfolg von Schutzimpfungen ist mittlerweile selbstverständlich geworden. Das führt u. a. dazu, dass vielfach schon wieder leichtfertig mit dem erreichten Ausmaß an Sicherheit vor Infektionskrankheiten umgegangen wird. Die Folge ist der Rückgang der Impffreudigkeit und im Umkehrschluss die Zunahme der Impfmüdigkeit. Darüber hinaus fällt es von einer relativ gesicherten Position aus leichter, Kritik zu üben. Diese Kritik äußert sich beispielsweise in Form von fehlender Einsicht in die Notwendigkeit einer Reihe von Schutzimpfungen oder durch Verweise auf das Risiko von Impfschäden bzw. durch die Bevorzugung einer natürlichen Auseinandersetzung mit der Infektion.[191] Im Folgenden soll näher auf die Gründe der Impfmüdigkeit und der Impfkritik eingegangen werden.

Die Impfmüdigkeit stellt ein großes Impfhindernis dar. Sie kann, wie bereits erwähnt, in einem verminderten Gefahrenbewusstsein durch den Rückgang von Infektionskrankheiten begründet sein. Die Unwissenheit über die Gefahren bestimmter Infektionskrankheiten ist weit verbreitet.[192] So werden von großen Teilen der Bevölkerung Infektions- oder sogenannte Kinder-

190 vgl. Gesundheitsministerkonferenz der Länder (2010), S. 17 ff.
191 vgl. Bergler (1995), S. 59
192 vgl. Bergler (1995), S. 59

krankheiten im Vergleich zu anderen gesundheitlichen Risikofaktoren als weniger gefährlich angesehen. Impfen wird demnach nicht als Prophylaxe für die zentralen Risikofaktoren des Lebens erlebt. Deutlich bedrohlicher werden beispielsweise gesundheitsschädliche Verhaltensweisen, ökologische Belastungsfaktoren oder Krankheiten wie Krebs eingestuft. Somit sind Präventionsgedanken insbesondere auf diese Risikofaktoren gerichtet.[193]

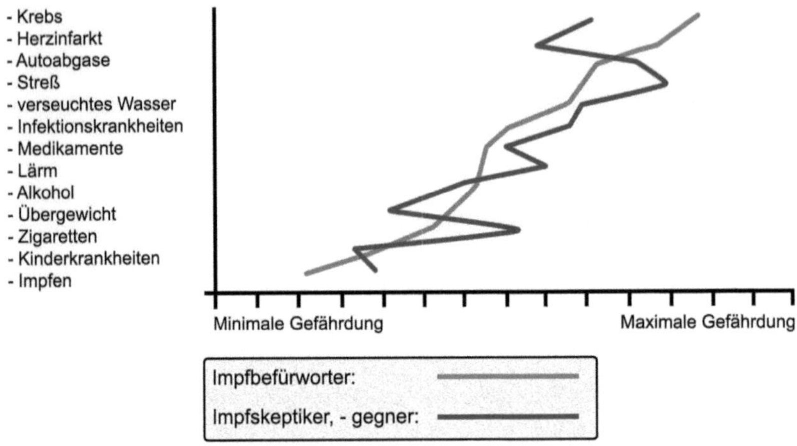

Abbildung 2.4: Gesundheitliche Risikofaktoren: Ausmaß persönlicher Bedeutsamkeit (vgl. Bergler, 1995, S. 69)

Die Abbildung zeigt, dass von den verschiedenen gesundheitlichen Risikofaktoren Krebs, Herzinfarkte, Autoabgase und Stress als besonders gefährlich wahrgenommen werden. Den Kinderkrankheiten hingegen wird ein minimales Gefährdungspotenzial zugeschrieben, die Gesundheitsgefährdung wird schlichthin unterschätzt. Auch die Wahrscheinlichkeit, an einer Infektionskrankheit zu erkranken, wird als gering wahrgenommen, selbst wenn die Infektionskrankheit subjektiv als gefährlich eingestuft wird.[194]

193 vgl. Bergler (1995), S. 69
194 vgl. Bergler (1995), S. 72

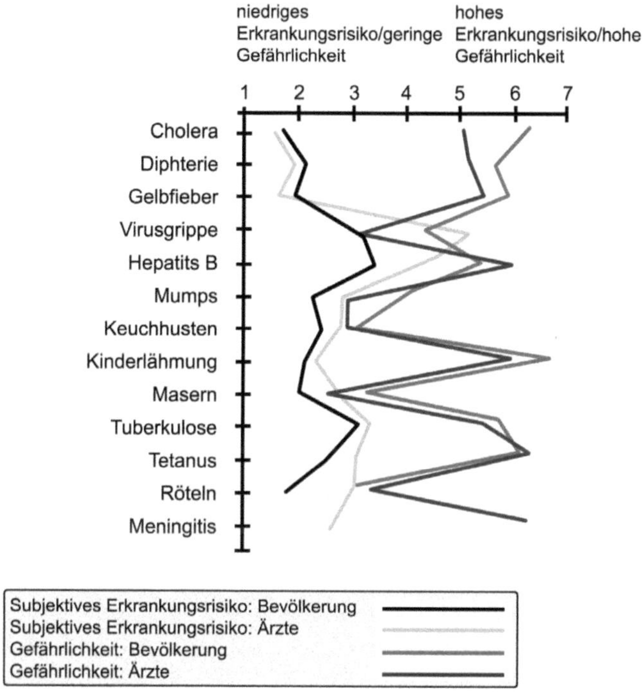

Abbildung 2.5: Einschätzung des subjektiven Erkrankungsrisikos in Bezug auf die eigene Person sowie der Gefährlichkeit bestimmter Infektionskrankheiten (vgl. Bergler, 1995, S. 72)

Neben der Fehleinschätzung der Gefährlichkeit von Infektionskrankheiten ist die mangelnde Kenntnis der Schutzmöglichkeiten ein wichtiger Grund für impfmüdes Verhalten. Eine mangelhafte Aufklärung der Öffentlichkeit und unzureichende Schulung der Ärzte führen zu Defiziten im Hinblick auf das Impfwissen. Impfmüdigkeit ist demnach vielmehr begründet in Unaufmerksamkeit und Unwissenheit als in Impfvorbehalten oder gar Impfgegnerschaft. Darüber hinaus gibt es keinen Impfzwang oder eine Pflicht zum Impfen. Impfungen sind freiwillig und können somit auch schnell in Vergessenheit geraten. Häufig werden beispielsweise Wiederholungsimpfungen nicht wahrgenommen, weil sie schlichtweg vergessen werden. Umso wichtiger sind Wissensvermittlung und Impfaufklärung für die Sensibilisierung und Motivation der Bevölkerung im Hinblick auf Schutzimpfungen.[195] [196] Ein weiteres Impfhindernis, das in gewisser Weise auch der Impfmüdigkeit zuzurechnen ist, ist die Unwissenheit über den Aufbewahrungsort des Impfpasses. Der Impfpass ist ein wichtiges Dokument, denn er ermöglicht die schnelle Überprüfung des persönlichen Impfstatus.[197] Eine Repräsentativbefragung der BZgA aus dem Jahr 2012 ergab, dass 87 % der rund 4.400 befragten 16- bis 85-jährigen Personen zwar über einen Impfpass verfügten, jedoch jeder Vierte von ihnen nicht dessen Aufbewahrungsort benennen konnte. Bei den 16- bis 20-Jährigen konnten sich sogar ganze 54 % nicht erinnern, wo sich ihr Impfpass befand.[198]

Neben der Gedankenlosigkeit gegenüber Schutzimpfungen wirken sich auch Impfvorbehalte negativ auf die Durchimpfungsraten aus. Die Befragung der BZgA aus dem Jahr 2012 ergab, dass die Anzahl derer, die zumindest teilweise Vorbehalte gegenüber dem Impfen hegen, nicht zu unterschätzen ist. Insgesamt standen 31 % der Befragten dem Impfen mehr oder weniger kritisch gegenüber.[199] Eine Elternbefragung aus dem Jahr 2010, die ebenfalls von der BZgA durchgeführt wurde, kam zu einem ähnlichen Ergebnis: Hier hatten 35 % der rund 3.000 befragten Eltern Impfvorbehalte.[200] Trifft diese Skepsis auf beispielsweise durch Massenmedien oder auch durch Ärzte vermittelte Befürchtungen vor Impfkomplikationen, werden weitere Zweifel an der Sinnhaftigkeit von Impfungen geschürt. Emotional verankerte Impfbarrieren oder sogar Impfängste können die Folgen sein.[201] Auch impfkritische Internetseiten, wie www.impf-report.de oder www.impfkritik.de, haben einen erheblichen Einfluss auf die Wahrnehmung von Impfrisiken. So kann bereits eine kurze Suche auf impfkritischen Seiten dazu führen, dass Impfen als risikoreich eingeschätzt wird und in der Folge die Impfmotivation sinkt. Gleichzeitig führt eine Informationssuche auf diesen Internetseiten dazu, dass das

195 vgl. Bergler (1995), S. 59
196 vgl. Bergler (1995), S. 74
197 vgl. Gaczakowska et al. (2013), S. 1274
198 vgl. Gaczakowska et al. (2013), S. 1274
199 vgl. Gaczakowska et al. (2013), S. 1273
200 vgl. Gaczakowska et al. (2013), S. 1272
201 vgl. Bergler (1995), S. 75 f.

Unterlassen von Impfungen als weniger risikoreich eingestuft wird als es tatsächlich ist. Informieren sich nun unwissende oder impfskeptische Personen auf diesen Seiten, kann es zu einer erheblichen Veränderung in der Risikowahrnehmung kommen. Da präventive Gesundheitsentscheidungen insbesondere von der Risikowahrnehmung abhängen, wird deutlich, dass Internetseiten mit impfkritischen Inhalten ein großes Impfhindernis darstellen.[202]

In der von der BZgA durchgeführten Elternbefragung benannten die Eltern mit impfskeptischer Haltung folgende Gründe für ihre Vorbehalte gegenüber einzelnen Impfungen:

- die Annahme, dass die Impfung unnötig sei,
- die Befürchtung einer zu starken körperlichen Belastung für das Kind durch die Impfung,
- die Angst vor möglichen Nebenwirkungen der Impfung und
- das Abraten durch den Arzt oder die Hebamme.[203]

Darüber hinaus wird sowohl von Eltern als auch von Ärzten mitunter die Meinung vertreten, dass die natürliche Infektion ein wichtiger Entwicklungsschritt für das Kind sei, der das Immunsystem und die Abwehrkräfte stärkt. Das ist der Grund, warum manche Eltern sogenannte „Masern-Partys" veranstalten, bei denen sich die Kinder gegenseitig mit Masern anstecken sollen.[204]

Der Vollständigkeit halber soll darauf hingewiesen werden, dass sich auch Migrationshintergründe impfhemmend auswirken können. So sind beispielsweise nach der Geburt zugewanderte Kinder und Jugendliche mit Migrationshintergrund schlechter mit ein aber auch zwei Masernimpfdosen durchgeimpft als in Deutschland geborene Kinder.[205] Im Folgenden soll allerdings nicht näher auf diese Problematik eingegangen werden, da hieraus in Bezug auf die Beantwortung der Forschungsfrage keine Erkenntnisse gezogen werden können. Nichtsdestotrotz handelt es sich hierbei um ein ernst zu neh-

202 vgl. Betsch et al. (2009), S. 206 f.
203 vgl. Gaczakowska et al. (2013), S. 1272
204 vgl. Bartens (2009)
205 vgl. Robert Koch-Institut (2008), S. 116

mendes Problem mit nicht unerheblichem Einfluss auf die Durchimpfungsraten in Deutschland.

Um zurückzukommen auf die Ursachen für impfmüdes und impfkritisches Verhalten, bleibt festzuhalten, dass einer der markantesten Gründe hierfür Uninformiertheit bzw. Unwissenheit ist. Die Unkenntnis über den Nutzen der Masernimpfung und die möglichen Komplikationen der Masernerkrankung wurden bereits 1999 im Interventionsprogramm „Masern, Mumps, Röteln“ als Gründe für die niedrigen Durchimpfungsraten angeführt.[206] Die zurzeit vorherrschenden Impfhindernisse für Masern sind also keineswegs neu. Im Gegenteil, die Gründe, die bereits vor 15 Jahren die Durchimpfungsraten gering hielten, stellen auch heute noch Impfhindernisse dar. Dabei handelt es sich um einen Umstand, der durch entsprechende Aufklärungskampagnen leicht beseitigt oder zumindest verbessert werden kann. Die steigende Impfmüdigkeit und die negative Kritik an der Sinnhaftigkeit von Schutzimpfungen sind Themen von zunehmender gesundheitspolitischer Aktualität.[207] Dies gilt insbesondere für die Impfkritik gegenüber der Masernimpfung. Denn im Gegensatz zu vielen anderen Schutzimpfungen bietet die Masernimpfung bei einer entsprechend hohen Durchimpfungsrate die Chance der gänzlichen Ausrottung des Erregers. Hierauf, auf die Masern-Impfziele und auf die tatsächlichen Masernimpfquoten in Deutschland wird im nachfolgenden Kapitel eingegangen

206 vgl. Reiter (1999), S. 336
207 vgl. Bergler (1995), S. 59

3 Masernprävention durch Impfung

Bei den Masern handelt es sich um eine Infektionskrankheit, bei der der Erreger ausschließlich im menschlichen Organismus überlebensfähig ist (vgl. Kap. 1.1). Dieser Umstand macht die Masern zu einer Krankheit, die ausgerottet werden kann.

3.1 Impfempfehlung und Impfziele

Die Ausrottung einer Infektionskrankheit erfolgt grundsätzlich in drei Ebenen.[208]

1) **Kontrolle:** Im ersten Schritt muss die Erkrankung kontrolliert werden. In diesem Stadium kommt der Erreger noch endemisch vor und es treten regelmäßig kleinräumige Epidemien und epidemische Wellen auf. Die Impfakzeptanz in der Bevölkerung ist suboptimal. Kontrolliert wird die Erkrankung, indem eine Durchimpfung der Bevölkerung erfolgt, was wiederrum zu einer verringerten Inzidenz führt.[209]

2) **Eliminierung:** Die Eliminierung einer Infektionskrankheit ist erreicht, wenn die Erkrankung nur noch sporadisch auftritt, wobei die meisten Fälle durch Reisende importiert werden.[210] In Bezug auf den Masernerreger ist laut Definition der WHO die Eliminierung erreicht, wenn über einen Zeitraum von mindestens 12 Monaten eine völlige Abwesenheit von endemischen (also nicht von außen eingebrachten) Masernfällen vorliegt.[211] [212]

3) **Eradikation (Ausrottung):** Die Eradikation ist die Elimination des Erregers in allen Ländern und Regionen.[213]

Die erste Ebene der Kontrolle ist für die Masernerkrankung europaweit weitestgehend erreicht. Somit verfolgt die WHO nun bereits seit 1984 das Ziel

---

208 vgl. Beske/Ralfs (2003), S. 28
209 vgl. Beske/Ralfs (2003), S. 28
210 vgl. Beske/Ralfs (2003), S. 28
211 vgl. WHO (2012), S. 5
212 vgl. Matysiak-Klose (2013b), S. 56
213 vgl. Beske/Ralfs (2003), S. 28

der Maserneliminierung.[214] Deutschland hat sich diesem Ziel angeschlossen und sich zur Eliminierung der Masern bekannt. Um diese zu erreichen, ist eine Senkung der Maserninzidenz auf unter einen Fall pro eine Millionen Einwohner erforderlich. Zudem soll die Impfquote für die erste und zweite Masernimpfung bei Kindern und Jugendlichen in allen Regionen der Bundesrepublik auf mindestens 95 % gesteigert werden.[215] Alle Mitgliedsstaaten der WHO-Region Europa haben sich das gemeinsame Ziel gesetzt, eine Eliminierung des Masernvirus bis spätestens 2015 zu erreichen.[216] In Deutschland hat hierfür das Bundesministerium für Gesundheit (BMG) im Dezember 2012 die Nationale Verifizierungskommission Masern/Röteln berufen. Die Kommission soll Daten zur Masern- und Röteln-Epidemiologie sowie zur Immunität in der deutschen Bevölkerung zusammenstellen und im zweiten Schritt in Bezug auf das Eliminationsziel bewerten. In der Folge soll ein Verfahren zur Dokumentation und Verifizierung der Eliminierung von Masern und Röteln in Deutschland entwickelt werden. Die Arbeit der Kommission erfolgt unter Berücksichtigung der Kriterien und Indikatoren der WHO.[217]

Die einzige Möglichkeit für die Eliminierung des Masernerregers und auch für die Prävention der Masernerkrankung ist die Schutzimpfung.[218] In Deutschland gibt es zurzeit insgesamt 21 zugelassene Masernimpfstoffe. Neben zwei Monokomponentenimpfstoffen, die ausschließlich einen Masern-Lebendvirusimpfstoff beinhalten, sind hauptsächlich Kombinationsimpfstoffe auf dem Markt. Diese setzen sich entweder aus Masern-, Mumps- und Röteln-Lebendvirusimpfstoffen (MMR) zusammen oder sogar aus insgesamt vier Lebendvirusimpfstoffen, nämlich gegen Masern, Mumps, Röteln und Varizellen (MMRV).[219] Kombinationsimpfstoffe bieten den Vorteil, dass der Impfling gleichzeitig mehrere Schutzimpfungen erhält. Dies wiederrum erhöht nachweislich die Durchimpfungsrate, denn die Zahl der verpassten

214 vgl. Matysiak-Klose (2013b), S. 55
215 vgl. Horning et al. (2012), S. 62 f.
216 vgl. Matysiak-Klose (2013b), S. 56
217 vgl. Matysiak-Klose (2013b), S. 56
218 vgl. Reiter (1999), S. 335
219 vgl. Paul-Ehrlich-Institut (2013)

oder vergessenen Impfgelegenheiten wird hierdurch minimiert.[220] Auch die STIKO empfiehlt die Verwendung eines MMR-Kombinationsimpfstoffes. Laut STIKO-Empfehlung sollten Kinder im Alter von 11 bis 14 Monaten die erste Masernimpfung erhalten. Die zweite MMR-Impfung sollte das Kind im Alter von 15 bis 23 Monaten erhalten. Spätestens bis zum Ende des zweiten Lebensjahres sollte das Kind beide Masernimpfungen erhalten haben. Die zweite Impfung ist wichtig, denn sie ermöglicht den Aufbau einer Masernimmunität bei denjenigen, die nach der ersten Impfung noch nicht ausreichend geschützt sind. Für einen lang andauernden Impfschutz ist es besonders wichtig, dass der bei der Grundimmunisierung empfohlene Mindestabstand zwischen erster und zweiter Impfung nicht unterschritten wird. Die möglichst frühzeitige Vollendung der Grundimmunisierung ist aufgrund der besonderen Erkranlungsgefährdung in der frühen Kindheit wichtig. Deshalb sollte eine versäumte MMR-Impfung laut STIKO-Empfehlung so schnell wie möglich nachgeholt werden. Darüber hinaus kommt es häufig vor, dass Impfungen, die später als empfohlen begonnen wurden, nicht rechtzeitig fortgesetzt werden. In der Folge haben die betroffenen Kinder einen mangelhaften Impfschutz.[221] [222] Inwieweit den Empfehlungen der STIKO in Deutschland nachgekommen wird, behandelt das nächste Kapitel.

3.2 Masernimpfquoten

Es gibt in Deutschland bislang kein einheitliches umfassendes System zur Erhebung von Impfdaten. Allerdings werden seit der Einführung des IfSG im Jahr 2001 in allen Bundesländern regelmäßig Daten zum Impfstatus von Schulanfängern erhoben. Die im Rahmen der Schuleingangsuntersuchungen ermittelten Impfdaten werden von den Gesundheitsämtern dokumentiert und an das RKI übermittelt, wo sie zentral erfasst und ausgewertet werden.[223] Die Impfdaten aus den Schuleingangsuntersuchungen ermöglichen einen Überblick über den Impfstatus 4- bis 7-jähriger Kinder. Das Datenerhebungsalter

220 vgl. Bischoff (2006)
221 vgl. Ständige Impfkommission (2013), S. 133
222 vgl. Ständige Impfkommission (2014), S. 306
223 vgl. Rieck (2013), S. 129

variiert, da es kein einheitliches Einschulungsalter bzw. keinen einheitlichen Zeitpunkt für die Schuleingangsuntersuchung in den einzelnen Bundesländern gibt. Nichtsdestotrotz bieten die Schuleingangsuntersuchungen die Möglichkeit zur Ermittlung der Impfsituation von Kindern in Deutschland und tragen zur Impfintervention bei, denn viele Gesundheitsämter klären in diesem Zusammenhang die Eltern über bestehende Impflücken ihrer Kinder auf.[224]

Die ermittelten Impfdaten aus den Schuleingangsuntersuchungen aus den Jahren 2001, 2006 und 2011 dokumentieren, dass die Impfquoten sowohl für die erste als auch für die zweite Masernimpfung gestiegen sind. Im Jahr 2001 lag die Impfquote für die erste Masernimpfung bei 91,4 %, wohingegen die zweite Masernimpfung nur 25,9 % der untersuchten Kinder erhalten hatte. Allerdings konnte eine enorme Steigerung der Impfquote für die zweite Masernimpfung verzeichnet werden. Im Jahr 2006 lag sie bei 83,2 % und konnte bis 2011 auf 92,1 % erhöht werden. Die Impfquote für die erste Masernimpfung betrug 2006 94,5 % und 2011 ganze 96,6 %.

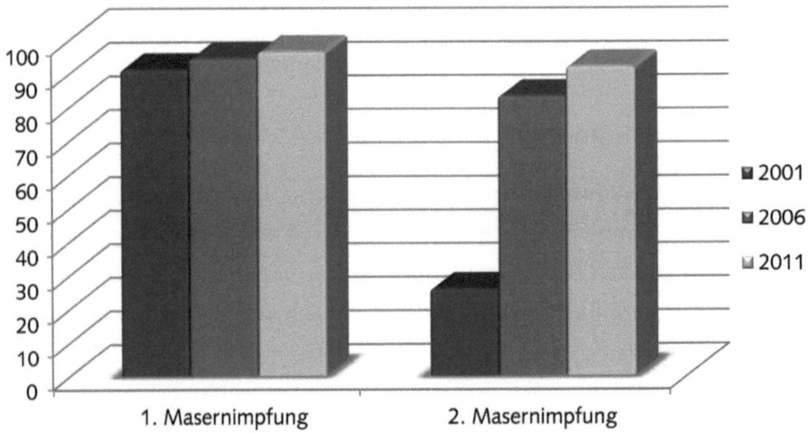

Abbildung 3.1: Ermittelte Masernimpfquoten bei der Schuleingangsuntersuchung (Rieck, 2013, S. 131)

224 vgl. Rieck (2013), S. 130

Für die erste Masernimpfung konnte im Jahr 2011 somit das WHO-Ziel von einer 95%igen Impfquote sogar übertroffen werden. Für die zweite Masernimpfung hingegen erreichte nur ein Bundesland (Mecklenburg-Vorpommern) das Ziel der WHO. Die Impfquoten in Nordrhein-Westfalen, Brandenburg und Thüringen lagen nur knapp unter den von der WHO angestrebten 95 %. In Baden-Württemberg, Bayern und Sachsen hatten hingegen weniger als 90 % der untersuchten Kinder die zweite Masernimpfung erhalten.[225]

In Deutschland werden Kinder oftmals zu spät und nicht zu den von der STIKO empfohlenen Zeitpunkten geimpft.[226] Auch die Masernimpfungen erfolgen häufig nicht zeitgerecht. So wurde eine 95%ige Impfquote der ersten Masernimpfung für Kinder im Alter von 24 Monaten, aus dem Geburtsjahrgang 2009, nur in 4 von 13 untersuchten Bundesländern erreicht. Für die zweite Masernimpfung konnte keines der Bundesländer eine 95%ige Impfquote für eine zeitgerechte Impfung der im Jahr 2009 geborenen Kinder erreichen.[227] Somit gibt es für die Masernimpfquoten in Deutschland deutlichen Verbesserungsbedarf. Insbesondere die von der STIKO empfohlenen Impfalter müssen besser eingehalten werden. Darüber hinaus ist eine Steigerung der Impfquoten für die zweite Masernimpfung erforderlich, um in Deutschland eine Masernelimininierung bis zum Jahr 2015 erreichen zu können. Dieses Ziel ist nicht zuletzt aufgrund seiner gesundheitsökonomischen Relevanz von besonderer Bedeutung, wie das nächste Kapitel zeigt.

3.3 Kosten für das deutsche Gesundheitssystem

In Deutschland werden Impfungen in erster Linie von den niedergelassenen Ärzten durchgeführt. Laut § 23 Abs. 9 SGB V sind die von der STIKO empfohlenen Schutzimpfungen Satzungsleistungen der gesetzlichen Krankenversicherung (GKV). Die GKV übernimmt für die gesetzlich Versicherten neben den Kosten für die Impfleistung des Arztes auch die Kosten für die Impfstoffe, die in ambulanten Arztpraxen und vom öffentlichen Gesundheitsdienst verimpft werden. Eine Zuzahlung für die von der STIKO emp-

225 vgl. Rieck (2013), S. 131
226 vgl. Rieck (2013), S. 130
227 vgl. Rieck (2013), S. 131

fohlenen Schutzimpfungen ist nicht vorgeschrieben. Im Jahr 2002 machten die angefallenen Impfkosten knapp 0,5 % der gesamten Leistungsausgaben der GKV aus.[228] [229]

Für Impfstoffe allein gaben die Krankenkassen im Jahr 2008 rund 1,5 Milliarden Euro aus, wovon etwa 4,6 % (rund 67 Millionen Euro) auf die Honorierung der Apothekenleistungen entfielen. Bei der Impfstoffversorgung nehmen Apotheken eine zentrale Rolle ein. Sie beliefern Arztpraxen im Rahmen des Sprechstundenbedarfs und geben im Rahmen der Individualversorgung auch direkt an die Patienten Impfstoffe ab. Die Honorierung der Individualversorgung ist dabei deutlich höher als die Honorierung der Belieferung der Arztpraxen. Von den 67 Millionen Euro Vergütung, die die Apotheken im Jahr 2008 von den Krankenkassen für die Impfstoffabgabe erhielten, entfielen aber nur rund 13 Millionen Euro auf die Individualverordnungen, weil diese deutlich seltener sind als die Versorgung der Arztpraxen im Rahmen des Sprechstundenbedarfs.[230]

Insgesamt betrug der Umsatz für Impfstoffe (in Apothekenverkaufspreisen) im Jahr 2008 rund 1,46 Milliarden Euro bei fast 44,9 Millionen verabreichten Impfdosen. Der Umsatzanteil der MMR-Impfung belief sich auf knapp 32 Millionen Euro bei rund 850.000 Impfdosen. Die MMRV-Impfung erreichte einen Umsatz von rund 67,4 Millionen Euro bei knapp 800.000 Impfdosen.[231] Die Kosten für die Masernimpfstoffe (Mono- und Kombinationsimpfstoffe) betrugen insgesamt knapp 99 Millionen Euro. Hiervon entfielen rund 1,8 Millionen Euro auf die Individualverordnungen und knapp 97 Millionen Euro auf die Versorgung im Rahmen des Sprechstundenbedarfs. Eine einzelne Masernimpfdosis kostete im Jahr 2008 55,41 € bei Individualverordnungen und 59,38 € bei der Versorgung im Rahmen des Sprechstundenbedarfs.[232] [233]

---

228 vgl. Beske/Ralfs (2003), S. 38 f.
229 vgl. Klein et al. (2010), S. 25
230 vgl. Klein et al. (2010), S. 22 f.
231 vgl. Klein et al. (2010), S. 40 ff.
232 vgl. Klein et al. (2010), S. 68 f.
233 vgl. Klein et al. (2010), S. 79 f.

Insgesamt sind die Preise für Impfstoffe in Deutschland im internationalen Vergleich teilweise deutlich höher als in anderen Ländern. So sind beispielsweise in Frankreich die Herstellerabgabepreise für Impfstoffe gegen Masern, Mumps und Röteln um über 60 % niedriger als in Deutschland. Auch in Österreich sind die Kosten für eine vollständige Masernimmunisierung, bestehend aus zwei Teilimpfungen, mit insgesamt 26,45 € geringer als in Deutschland. Diese Preisunterschiede lassen erkennen, dass es für Deutschland in Bezug auf die Preisbildung bei Impfstoffen ein deutliches Wirtschaftlichkeitspotenzial gibt.[234] [235]

Um in Deutschland ein Kind in den ersten beiden Lebensjahren vollständig zu immunisieren, fallen Kosten in Höhe von rund 400 € an. Für die im weiteren Lebensverlauf von der STIKO empfohlenen Standard- und Auffrischungsimpfungen entstehen weitere Kosten von ca. 7,50 € im Jahr (vgl. auch Kap. 1.4).[236] Dem gegenüber stehen Kosten von 236 € (Stand 2001) allein für die Behandlung von Masernfällen, ungeachtet der Behandlungskosten für andere impfpräventable Infektionskrankheiten.[237] Für Deutschland gibt es bislang zwar keine umfassende gesundheitsökonomische Evaluation der Masernimpfung, dennoch haben zahlreiche Analysen aus den USA, Österreich, Dänemark, Japan oder der Schweiz bewiesen, dass die Masernimpfung kosteneffektiv ist. So ergab beispielsweise eine Berechnung der USA zum gesundheitsökonomischen Potenzial einer Masernelimininierung durch Impfung eine jährliche Kostenersparnis von 45 Millionen US Dollar. Auch wenn die Kosten für die Masernimmunisierung für das deutsche Gesundheitssystem erheblich sind und es in Bezug auf die Preisbildung bei Impfstoffen ein Wirtschaftlichkeitspotenzial gibt, sind die Ausgaben lohnenswert und effektiv, wie verschiedene epidemiologische Beobachtungsstudien belegen konnten.[238] Noch ein Grund mehr, die Masern-Durchimpfungsraten durch gezielte Interventionsprogramme positiv zu beeinflussen.

---

234 vgl. Klein et al. (2010), S. 20 f.
235 vgl. Rosian/Habl (2003), S. 39
236 vgl. Beske/Ralfs (2003), S. 38 f.
237 vgl. Wichmann/Ultsch (2013), S. 1267
238 vgl. Wichmann/Ultsch (2013), S. 1267 f.

4 Untersuchungsmethodik

Diese Arbeit stellt eine systematische Literaturanalyse dar. Zur Beantwortung der Forschungsfrage „Wie können gezielte Interventionsprogramme zu einer Steigerung der Masern-Durchimpfungsrate bei Kindern von impfkritischen Eltern beitragen?" erfolgte eine umfassende Recherche in einschlägigen medizinischen Datenbanken wie Medline, PubMed und Current Contents Medizin (CCMED) über die Suchoberfläche Medpilot. Die Suche basierte u. a. auf Verwendung folgender, mit der BZgA abgestimmter Suchbegriffe: Masern/Measles, Impfung/Vaccination, Impfentscheidung/Vaccination decision, Impfaufklärung/Vaccine information, Masernelimination/Measles elimination, Impfeinstellung/Vaccine attitude, Impfvorbehalte und Impfkritik/Vaccine critics, Impfprogramme/Vaccine programs, Impferinnerung/Vaccine recall, Durchimpfungsrate/Vaccine coverage rate, MMR-Impfung und MMRV-Impfung/Measles-Mumps-Rubella Vaccine. Die identifizierten Publikationen wurden im Hinblick auf folgende Kriterien durchsucht:

- Zielgruppe: Hiermit ist die Zielgruppe der impfkritischen Eltern gemeint. Welche Eltern lassen ihre Kinder nicht impfen und weshalb?
- impfhemmende und impfförderliche Faktoren
- Interventionsprogramme: Welche Interventionsprogramme gibt es bisher? Wie sind sie aufgestellt? Welche Merkmale weisen die Programme auf? Welche Ergebnisse konnten die Programme erzielen?

Die Suchergebnisse wurden unter Berücksichtigung der genannten Kriterien in Bezug auf ihre Titel analysiert. Bei den Publikationen mit vielversprechenden Titeln erfolgte ebenfalls eine Analyse der Abstracts (sofern vorhanden) oder der Inhaltsverzeichnisse. Die endgültige Auswahl der Publikationen erfolgte unter dem Gesichtspunkt der Aktualität.

Darüber hinaus wurden von der BZgA Studien zum Wissen, zur Einstellung und zum Verhalten der Bevölkerung in Bezug auf die Masernimpfung durchgeführt. Diese dienen ebenfalls als Grundlage zur Beantwortung der Forschungsfrage. Zur Beurteilung der Gestaltung der Interventionsprogramme können Erfahrungsberichte herangezogen werden. So gibt es beispielsweise ein Good-Practice-Manual zu bisherigen Projekten zur Maserneliminierung, das im Rahmen der ersten Nationalen Impfkonferenz (NIK) erstellt wurde.[239]

Auf Grundlage der Suchergebnisse wurde eine Situationsanalyse zu bereits durchgeführten Projekten zur Masernelimininierung erstellt. Für die Situationsanalyse wurden die im Good-Practice-Manual der ersten NIK aufgeführten Projekte zugrunde gelegt, da sie einen sehr guten Überblick über die unterschiedlichen Arten von Interventionsprogrammen, deren Aufbau und Ergebnisse liefern. Die Aktualität der durchgeführten Projekte spielte dabei eine untergeordnete Rolle. Im Rahmen der Situationsanalyse sollten folgende Fragen geklärt werden:

- Welche Art von Interventionsprogrammen gibt es bisher?
- Welche Ziele verfolgen die Interventionsprogramme?
- Welche Zielgruppen sprechen die Programme an?
- Welche Merkmale weisen die Interventionsprogramme auf? Wie sind sie aufgebaut?
- Über welchen Zeitraum laufen die Programme?
- Wurden die Programme evaluiert?
- Welche Ergebnisse haben die Programme bisher erzielt?

Anschließend wurde ein Vergleich der betrachteten Projekte angestellt. Der Vergleich erfolgte anhand von drei Bewertungskriterien. Dies sind die Zielgruppenansprache, die Steigerung der Durchimpfungsrate und die Kontinuität der Programme. Der Vergleich zielte darauf ab, herauszufinden, welche der bisherigen Maßnahmen den höchsten Effekt erreichen konnten. Die Vor- und Nachteile der emotionalen Aufklärung wurden im nächsten Schritt untersucht. Zur Wirkung emotionaler Kampagnen wurde insbesondere Bezug genommen auf Furchtmechanismen. Auf Grundlage der Situationsanalyse, des Vergleichs und der Erkenntnisse bezüglich der Verwendung emotionalisierender Botschaften wurden schließlich Kriterien abgeleitet, die ein erfolgreiches

239 vgl. Gesundheitsministerkonferenz der Länder (2010)

Impfprogramm erfüllen muss, um zur Steigerung der Durchimpfungsrate bei Kindern impfkritischer Eltern beitragen zu können.

5 Analyse des Masernimpfverhaltens und der Interventionsprogramme

Um ein gezieltes Interventionsprogramm zur Steigerung der Durchimpfungsrate von Kindern impfkritischer Eltern entwickeln zu können, müssen zunächst die Gründe für die impfkritische Einstellung der Eltern in Bezug auf die Masernimpfung bekannt sein.

5.1 Steigerung der Masernimpfquote bei Kindern impfkritischer Eltern

Mögliche Impfhindernisse und Gründe für impfkritisches Verhalten allgemein wurden bereits in Kapitel 2.3.2 dargestellt. Welche impfhemmenden und -förderlichen Faktoren speziell bei der Masernimpfung relevant sind und wie das Wissen um diese Faktoren zur Steigerung der Impfquote genutzt werden kann, wird im Folgenden anhand der Auswertung von Studien der BZgA erläutert.

5.1.1 Impfhemmende Faktoren

Zum Thema „Wissen, Einstellung und Verhalten zur Masernimpfung" hat die BZgA zwei Repräsentativbefragungen von Eltern mit Kindern im Alter von 0 bis 13 Jahren und von Jugendlichen und Erwachsenen im Alter von 16 bis 85 Jahren durchgeführt.[240]

Die Befragung der 16- bis 85-Jährigen erfolgte im Jahr 2012 und umfasste eine Grundgesamtheit von rund 4.400 Jugendlichen und Erwachsenen. Hiervon hatten 31 % Vorbehalte gegenüber dem Impfen, 8 % hatten eine ablehnende Impfhaltung und 61 % hatten eine befürwortende Einstellung zum Impfen.[241] Obwohl ein Großteil der Befragten Schutzimpfungen grundsätzlich als wichtig ansah, stuften mehr als ein Viertel (28 %) speziell die Masernimpfung als nicht so wichtig ein. Werden nur diejenigen betrachtet, die Impfungen ablehnend gegenüberstehen, so beträgt der Anteil derer, die die

240 vgl. Gaczakowska et al. (2013), S. 1271
241 vgl. Gaczakowska et al. (2013), S. 1273

Masernimpfung als nicht so wichtig einstuften, ganze 57 %.[242] Die nach 1970 geborenen Erwachsenen gaben zu 81 % an, dass ihnen die neue Impfempfehlung der STIKO noch gar nicht bekannt sei. 60 % der nach 1970 geborenen Erwachsenen mit unvollständigem oder unklarem Masernimmunstatus gaben darüber hinaus an, dass niemand sie bisher auf die Notwendigkeit der Masernimpfung hingewiesen habe. Weitere Impfhindernisse waren:

- die Annahme, Masern seien keine besonders schwere Erkrankung,
- der Zweifel an der Schutzwirkung der Masernimpfung,
- die Angst vor Spritzen und
- die Angst vor Nebenwirkungen.[243]

Die Angst vor Nebenwirkungen ist hierbei nicht unbegründet. Grundsätzlich besteht bei jeder Impfung die Gefahr von Komplikationen oder Nebenwirkungen. Mit Nebenwirkungen sind beispielsweise Rötungen, Schwellungen, Schmerzen an der Impfstelle, Fieber, Anschwellung der regionalen Lymphknoten oder ein allgemeines Krankheitsgefühl gemeint. Diese Symptome treten sogar relativ häufig auf, klingen aber bereits nach Stunden oder spätestens nach ein bis zwei Tagen wieder ab, ohne Folgeerscheinungen zu hinterlassen. Impfnebenwirkungen sind allerdings keinesfalls gleichzusetzen mit Impfkomplikationen. Diese treten sehr selten (<0,001 %) und unerwartet auf und können im Gegensatz zu den Impfnebenwirkungen bleibende Schäden hinterlassen. Impfkomplikationen sind beispielsweise Allergien oder Schäden am zentralen Nervensystem.[244] Die Gefahr von Impfnebenwirkungen besteht also in der Tat, hat aber keine negativen gesundheitlichen Folgen für den Impfling. Darüber hinaus sollten die möglichen Nebenwirkungen der Impfung immer in Relation gesetzt werden mit dem Erkrankungsrisiko und den Gefahren der Erkrankung selbst. Wird der Vergleich gezogen zwischen den Krankheitssymptomen und möglichen Komplikationen einer Masernerkrankung und den möglichen Nebenwirkungen und Komplikationen der empfohlenen MMR-Impfung, so ist die Erkrankung selbst deutlich höher

242 vgl. Gaczakowska et al. (2013), S. 1274
243 vgl. Gaczakowska et al. (2013), S. 1274
244 vgl. Mayr (1995), S. 52 f.

risikobehaftet als die Impfung. Die nachfolgende Tabelle führt hierzu einige Beispiele auf. Der Einfachheit halber werden Nebenwirkungen, typische Masern-Krankheitssymptome und mögliche Komplikationen unter dem Begriff „Komplikation“ zusammengefasst. Wobei noch einmal darauf hingewiesen wird, dass Impfkomplikationen und Impfnebenwirkungen keinesfalls gleichzusetzen sind.

Tabelle 5.1: Vergleich von Komplikationen bei der Masernerkrankung und der MMR-Impfung (British Medical Association, 2003)

Komplikation	Masernerkrankung	MMR-Impfung
Fieber	100 %	5–15 %
Masernexanthem	100 %	5 %
Entzündung der Ohren	1 von 20	1 von 2.000
Durchfall	1 von 20	keine Angabe
Lungenentzündung	6 von 100	keine Angabe
Krankenhausbehandlung	18 von 100	1 von 1.000
Enzephalitis	1 von 1.000	keine Angabe
Hirnerkrankung	keine Angabe	1 von 1 Mio.
SSPE	5–10 von 1 Mio.	keine Angabe

Auch bei den im Jahr 2010 von der BZgA befragten rund 3.000 Eltern wurde u. a. die Angst vor Nebenwirkungen als Impfhindernis benannt.[245] Dieser Aspekt sollte im Rahmen des Interventionsprogramms deshalb auf jeden Fall aufgegriffen werden. Nebenwirkungen sind möglich, aber im Vergleich zu den möglichen Komplikationen einer Masernerkrankung harmlos. Hierüber sollten die Eltern informiert werden, damit dieses Argument gegen die Masernimpfung entkräftet werden kann.

Darüber hinaus wussten viele der befragten Eltern nicht, wie gefährlich eine Masernerkrankung für ihr Kind sein kann. Mehr als ein Drittel hielt sie für harmlos.[246] Die häufige Fehleinschätzung der Gefährlichkeit der Masern führt dazu, dass nur 88 % aller befragten Eltern die Masernimpfung für eine Impfung hielten, die ihr Kind auf jeden Fall erhalten sollte. Werden nur die

245 vgl. Gaczakowska et al. (2013), S. 1275
246 vgl. Gaczakowska et al. (2013), S. 1272

Eltern, die Impfvorbehalte haben, betrachtet, so hielten von ihnen nur 81 % die Masernimpfung für erforderlich.[247] Es wird deutlich, dass die Aufmerksamkeit der Eltern insbesondere auf die Gefährlichkeit und die möglichen Komplikationen der Masernerkrankung gelenkt werden muss. Der Verharmlosung der Erkrankungsrisiken und der Einschätzung der Masern als harmlose Kinderkrankheit muss durch Aufklärung entgegengewirkt werden.

Zusammenfassend ergab die Befragung der BZgA, dass insbesondere folgende Faktoren die Entscheidung von Eltern, ihre Kinder gegen Masern impfen zu lassen, negativ beeinflussen:

- Verharmlosung der Erkrankungsrisiken,
- hohe Wahrnehmung von Impfrisiken,
- Angst vor Nebenwirkungen,
- unzureichende Informiertheit und
- Misstrauen in öffentliche Impfempfehlungen.[248]

Fast ein Viertel der befragten Eltern äußerte, dass Zweifel in Bezug auf die Empfehlungen der STIKO bestünden. Auffällig war, dass die Eltern mit fehlendem Vertrauen in die Impfempfehlungen, deutlich häufiger schwere Nebenwirkungen oder Impfschäden befürchteten, als die Eltern, die den öffentlichen Impfempfehlungen vertrauten. Darüber hinaus waren die misstrauischen Eltern häufiger schlechter informiert und bewerteten das Risiko bestimmter Infektionskrankheiten geringer.[249] Der Hauptkritikpunkt von Impfskeptikern in Bezug auf die öffentlichen Impfempfehlungen ist die Nähe der STIKO zur Industrie. So wird beispielsweise kritisiert, dass der ehemalige Vorsitzende der STIKO-Mitglieder, Prof. H. J. Schmitt, im Rahmen von Impfstoffstudien sehr eng mit verschiedenen Impfstoffherstellern zusammengearbeitet hat. Auf Internetseiten wie www.impfkritik.de wird deshalb an der Neutralität, Objektivität und Unabhängigkeit der STIKO gezweifelt. Einige Impfkritiker hegen den Verdacht, dass sich die Impfempfehlungen weniger

247 vgl. Gaczakowska et al. (2013), S. 1273
248 vgl. Gaczakowska et al. (2013), S. 1275
249 vgl. Gaczakowska et al. (2013), S. 1272 f.

an den Bedürfnissen der Patienten als vielmehr an den Wünschen der Pharmaindustrie orientieren.[250] [251] Fakt ist, dass die Mitglieder der STIKO alle drei Jahre vom Bundesministerium für Gesundheit neu berufen werden. Darüber hinaus sind die STIKO-Mitglieder, die sich zusammensetzen aus niedergelassenen Ärzten, aus Experten unterschiedlicher Disziplinen der Wissenschaft und Forschung und aus Mitarbeitern des öffentlichen Gesundheitsdienstes, zur unparteiischen Erfüllung ihrer Aufgaben verpflichtet.[252]

Da insbesondere impfkritische Eltern dennoch Zweifel in Bezug auf die öffentlichen Impfempfehlungen hegen, sollte ein auf diese Zielgruppe abgestimmtes Interventionsprogramm dieses Thema aufgreifen. Darüber hinaus ist es vor diesem Hintergrund von besonderer Wichtigkeit, dass eine möglichst große Glaubwürdigkeit des Programms oder der Kampagne angestrebt wird. Je glaubwürdiger eine Kampagne ist, desto positiver sind die Auswirkungen auf die Akzeptanz der Kampagnenbotschaft und die individuellen Verhaltensabsichten.[253] Förderlich für die Glaubwürdigkeit ist z. B. die Bekanntheit des Kommunikators, wobei die Verwendung eines offiziellen Absenders bei einer jugendlichen Zielgruppe auch antiautoritäre Reflexe auslösen kann. Darüber hinaus ist der Einsatz von prominenten Persönlichkeiten, Experten oder Betroffenen ein Mittel zur Erhöhung der Glaubwürdigkeit. Wobei die Experten den größten Einfluss auf die Glaubwürdigkeit haben, wohingegen Prominente eher zu einer erhöhten Aufmerksamkeit beitragen und Betroffene Emotionen bei den Rezipienten wecken.[254]

In der Elternbefragung durch die BZgA wurde ebenfalls nach den bevorzugten Informationsquellen zum Thema Impfen gefragt. Mit 98 % lag das persönliche Gespräch mit dem Arzt auf dem ersten Platz.[255] Somit nimmt der Arzt für die Entwicklung der Impfmotivation und den Auf- bzw. Abbau möglicher Impfbarrieren eine zentrale Rolle ein. Schwierig wird es dann, wenn unsichere Eltern auf Ärzte mit mangelnder Fachkompetenz in Bezug

250 vgl. O. V. (2012), S. 10
251 vgl. impfkritik.de (2007)
252 vgl. Robert Koch-Insitut (2011)
253 vgl. Bonfadelli/Friemel (2006), S. 81
254 vgl. Bonfadelli/Friemel (2006), S. 82
255 vgl. Gaczakowska et al. (2013), S. 1273

auf die Impfthematik treffen. Häufig wird seitens der Ärzte von deutlichen Ausbildungsmängeln gesprochen. Kommt es in dessen Folge zu einer nicht hinreichend sachkundigen Beratung, so nimmt die Wahrscheinlichkeit zu, dass Eltern auf das Impfen ihrer Kinder verzichten.[256] Auf der anderen Seite gibt es aber auch Ärzte, die ganz gezielt von bestimmten Impfungen abraten. Vor allem Verfechter der Homöopathie und Naturheilkunde stehen Schutzimpfungen meist skeptisch gegenüber. Einige impfkritische Argumente aus diesen Bereichen sollen im Folgenden exemplarisch aufgelistet werden, um einen Überblick zu erhalten:

- Impfinjektionen stellen Körperverletzungen dar und umgehen die natürlichen Abwehrbarrieren der Haut und Schleimhaut.[257]
- Impfen heißt Anstecken. Das bedeutet, dass Impfungen krank machen müssen, damit sie überhaupt wirken können.[258]
- Impfungen überspringen die natürlichen Verteidigungslinien des menschlichen Organismus und sie bringen das Immunsystem durcheinander.[259]
- Impfstoffe enthalten viele schädliche Fremdsubstanzen.[260]
- Auf die Masernimpfung kann verzichtet werden, denn das Durchmachen dieser harmlosen Kinderkrankheit ist sogar förderlich für die Entwicklung des Kindes.[261]
- Impfungen stellen ein nicht kalkulierbares Risiko dar, denn Impfungen können Spätfolgen wie ADHS, Immunschwächen, Autismus oder Entwicklungsverzögerungen verursachen.[262]

Für die Entkräftigung dieser Argumente und auch für den Fall einer unzureichenden Impfberatung durch medizinisches Fachpersonal oder Ärzte ist es ebenfalls von besonderer Wichtigkeit, im Rahmen des Interventionspro-

256 vgl. Bergler (1995), S. 74 f.
257 vgl. Graf (2003), S. 94
258 vgl. Kneißl (2000), S. 43 f.
259 vgl. Kneißl (2000), S. 44 f.
260 vgl. Kneißl (2000), S. 52 f.
261 vgl. Kneißl (2000), S. 91 f.
262 vgl. Binding (2009), S. 670

gramms Experten hinzuzuziehen. Nur so kann eine sachgerechte Aufklärung der Eltern erfolgen und fachlich fundiertes Wissen vermittelt werden, was wiederrum die Glaubwürdigkeit der Informationen erhöht. Dabei muss gezielt auf die möglichen Ängste und impfkritischen Argumente eingegangen werden.

Nachdem die Hauptgründe für impfkritische Einstellungen von Eltern dargelegt wurden, werden im folgenden Kapitel impfförderliche Faktoren behandelt. Wovon hängt eine impfbefürwortende Einstellung ab und durch was kann sie positiv beeinflusst werden?

5.1.2 Impfförderliche Faktoren

Laut Bergler hängt die Entwicklung einer hinreichenden Impfmotivation von einer Vielzahl verschiedenster Einflüsse ab. Diese werden im nachfolgenden Absatz konkretisiert:

Bereits die Gesundheitserziehung im Elternhaus und in der Schule ist von besonderer Wichtigkeit für diese Entwicklung. Je konkreter und verhaltensrelevanter die Gesundheitserziehung im Kindesalter ist, desto selbstverständlicher wird das Impfen zu einem wesentlichen Element eines präventiven Lebensstils. Darüber hinaus wirken sich persönliche Erlebnisse und Erinnerungen auf die Impfmotivation aus. So tragen beispielsweise negative Erfahrungen mit Infektionskrankheiten bei unterlassenen Schutzimpfungen oder positive Erfahrungen mit Impfungen nicht unwesentlich zu einer impfbefürwortenden Einstellung bei. Auch die Einstellung der sozialen Bezugspersonen spielt in diesem Zusammenhang eine Rolle. Denn wenn im sozialen Umfeld Impfungen als Prophylaxemaßnahmen positiv bewertet werden, so wird sich dieser Umstand impffördernd auswirken. Neben der persönlichen Entwicklung eines jeden Einzelnen ist vor allem ein fundiertes Grundwissen über Infektionskrankheiten und Schutzimpfungen vonnöten, um eine Impfentscheidung treffen zu können. Impffördernde Faktoren sind demnach qualitativ hochwertige Gesundheitsinformationen durch die Medien, sowie eine gute Ausbildung von Ärzten und medizinischem Personal in Bezug auf Infektionskrankheiten, deren mögliche Folgen und Immunisierungsmöglichkeiten.

Ist die Bereitschaft zur Impfberatung seitens der Ärzte und des medizinischen Personals groß und das Wissen fundiert, so können Zweifel beseitigt, Ängste genommen und die Impfmotivation gefördert werden. Denn je größer die Kenntnisse über Impfungen als präventive Maßnahmen und die Gefährlichkeit und Eintrittswahrscheinlichkeit von Infektionskrankheiten ist, desto eher wird eine Impfentscheidung positiv ausfallen. Die Abwendung des Risikos einer Infektionskrankheit liegt im eigenen Verantwortungsbereich. Es gibt die Möglichkeit vorzubeugen und ernsthafte Risiken durch mögliche Folgeschäden zu verhindern. Steht dieser präventive Gedanke im Vordergrund und wird das subjektiv erlebte Impfrisiko vom subjektiv erlebten Gesundheitsrisiko überschattet, so wird die Motivation zur Impfung umso größer sein.[263]

Kinder impfkritischer Eltern werden im eigenen Elternhaus keine impffördernde Gesundheitserziehung erfahren, ganz im Gegenteil. Umso wichtiger ist es, dass die Gesundheitserziehung in der Schule dem entgegenwirkt. Beispielsweise durch eine Unterrichtsreihe im Biologieunterreicht zum Thema Infektionskrankheiten kann auf die Notwendigkeit und Wichtigkeit von Schutzimpfungen hingewiesen werden, damit auch die Kinder impfkritischer Eltern für das Thema sensibilisiert werden.

Auf die impfkritisch eingestellten Eltern selbst kann nur durch gezielte Interventionsprogramme eingegangen werden. Im Rahmen der Schuleingangsuntersuchung werden die Eltern zwar auf Impflücken ihrer Kinder und die Wichtigkeit, diese schließen zu lassen, hingewiesen, aber die endgültige Entscheidung liegt weiterhin in ihrem Verantwortungsbereich. Umso sinnvoller sind Aufklärungs- und Informationsmaterialen, die speziell auf die Ängste und Kritikpunkte impfkritischer Eltern ausgelegt sind. Laut der Elternbefragung der BZgA sind für 81 % der Eltern Informationsbroschüren und Flyer neben dem Arztgespräch bevorzugte Informationsquellen.[264] Die Schuleingangsuntersuchungen sind eine optimale Gelegenheit, impfkritisch eingestellten oder unentschlossenen Eltern derartige, speziell auf sie zugeschnittene Informationsmaterialien an die Hand zu geben, die nicht nur die üblichen

263 vgl. Bergler (1995), S. 80 f.
264 vgl. Gaczakowska et al. (2013), S. 1273

impfbefürwortenden Argumente enthalten, sondern ganz gezielt die Ängste und Unsicherheiten impfkritischer Eltern thematisieren.

Natürlich wird es immer Eltern geben, die ihre Kinder nicht impfen lassen möchten. Während aber die Kinder im Rahmen der Schuleingangsuntersuchung noch keine Möglichkeit haben, selbst über ihren Impfstatus zu entscheiden, sind sie als Jugendliche schon eher in der Lage, derartige Entscheidungen selbst zu treffen. Auch hier wäre ein möglicher Ansatzpunkt für Interventionen. Die Erhebung der Durchimpfungsraten erfolgt in Deutschland ausschließlich durch die im Rahmen der Schuleingangsuntersuchung gesammelten Daten (§ 34 Abs. 11 IfSG). Um aber eine umfassende Surveillance gewährleisten und in diesem Zusammenhang – ähnlich wie bei der Schuleingangsuntersuchung – auf die Notwendigkeit von Schutzimpfungen hinweisen zu können, sind Datenerhebungen beispielsweise zum Impfstatus von Jugendlichen sinnvoll. Denkbar sind, in Anlehnung an die Schuleingangsuntersuchung, „Schulausgangsuntersuchungen" durch den öffentlichen Gesundheitsdienst mit einem kombinierten Impfangebot vor Ort, also in der Schule. Die Jugendlichen können direkt – nicht über ihre Eltern – über ihre Impflücken informiert werden. Darüber hinaus kann gleichzeitig an ihre persönliche Verantwortung für die eigene Gesundheit appelliert werden. So kann auf den Meinungsbildungsprozess in Bezug auf Schutzimpfungen noch einmal aktiv eingewirkt werden, damit Jugendliche die Möglichkeit haben, ihre Impfentscheidung – unabhängig von der Einstellung ihrer Eltern – selbst treffen zu können.

In Deutschland gab es bereits viele verschiedene Interventionsprogramme zur Steigerung der Durchimpfungsraten, auch Programme, die speziell auf die Eliminierung des Masernvirus abzielten. Diese Programme zur Maserneliminierung werden im nachfolgenden Kapitel analysiert.

5.2 Analyse bisheriger Impfprogramme

Grundlage der Analyse sind die im Good-Practice-Manual der ersten Nationalen Impfkonferenz aufgeführten Projekte. Das Good-Practice-Manual umfasst folgende Arten von Impfprogrammen:

1) aufsuchende Tätigkeiten
2) Recall-Systeme
3) Maserneliminationskonzepte
4) Poster- und Medienkampagnen
5) allgemeine Konzepte zur Steigerung der Durchimpfungsrate
6) Surveillance[265]

5.2.1 Situationsanalyse

Die Situationsanalyse stellt dar, welche Projekte zur Maserneliminierung es bereits in Deutschland gab bzw. gibt und welche Ergebnisse sie bisher erzielen konnten.[266]

Im Folgenden wird jeweils ein Projekt aus den verschiedenen im Good-Practice-Manual aufgeführten Impfprogrammarten detailliert dargestellt, um dann unter Einbezug weiterer gleichartiger Projekte ein Resümee für jede einzelne Impfprogramm-Art zu ziehen.

Tabelle 5.2: Beispielprojekt zu „Aufsuchende Tätigkeiten" (Gesundheitsministerkonferenz der Länder, 2010, S. 8)

Aufsuchende Tätigkeiten	
Projekt	„Ausgewählte Impfaktionen der Gesundheitsämter 2008/2009" (Sachsen-Anhalt)
Ziele	Aufsuchen und gezielte Schließung von Impflücken vor Ort (in der Schule)
Zielgruppe	Schüler, die nicht durch Routinekontrollen im Rahmen der Schuluntersuchungen erreicht werden

265 vgl. Gesundheitsministerkonferenz der Länder (2010)

266 Das Good-Practice-Manual stammt aus dem Jahr 2010. Als Basis dieser Analyse bietet es eine große Breite und Vielfalt an bereits durchgeführten Projekten zur Maserneliminierung und ermöglicht damit einen Ergebnisvergleich, der für die Beantwortung der Forschungsfrage im Verhältnis zur Aktualität der einzelnen Programme als vorrangig einzuschätzen ist.

<table>
<tr><th colspan="2">Aufsuchende Tätigkeiten</th></tr>
<tr><td>Merkmale</td><td>▪ aufsuchende Tätigkeiten mit Impfangebot/insgesamt drei Projekte
▪ Organisation und Durchführung durch die Gesundheitsämter in Sachsen-Anhalt
▪ Impfstoff wurde vom Land Sachsen-Anhalt zur Verfügung gestellt
▪ Landesamt für Verbraucherschutz war für die Koordination der drei Projekte zuständig</td></tr>
<tr><td>Aufbau und Ablauf</td><td>▪ Schüler ausgewählter Schulen und Klassen wurden zur Teilnahme an Impfaktionen eingeladen.
▪ Eingeladen wurden:
1. Schüler der 9. und 10. Klasse ausgewählter Sekundarschulen und Gymnasien
2. Schüler der 6. Klasse ausgewählter Schulen
3. Schüler aller Klassenstufen in ausgewählten Förderschulen
▪ Impfausweis der teilnehmenden Schüler sollte zur Kontrolle vorgelegt werden
▪ Voraussetzung für die Impfung vor Ort war eine unterschriebene Einwilligungserklärung der Eltern</td></tr>
<tr><td>Zeitraum</td><td>2008/2009</td></tr>
<tr><td>Ergebnisse</td><td>Zu 1.: Schüler der 9. und 10. Klasse:
▪ 2.789 eingeladene Schüler
▪ 53 % mit Impfausweis, 24,5 % mit zusätzlicher Einwilligungserklärung der Eltern
▪ Durchimpfungsrate der Zielgruppe konnte um 2,1 % erhöht werden
Zu 2.: Schüler der 6. Klasse:
▪ 2.257 eingeladene Schüler
▪ 85,5 % mit Impfausweis, 36 % mit zusätzlicher Einwilligungserklärung
▪ Durchimpfungsrate bei der zweiten MMR-Impfung konnte um 1,7 % erhöht werden
Zu 3.: Schüler in Förderschulen:
▪ 2.390 eingeladene Schüler
▪ 66,5 % mit Impfausweis, 40 % mit zusätzlicher Einwilligungserklärung
▪ Durchimpfungsrate konnte um 3,1 % erhöht werden</td></tr>
<tr><td>Evaluation</td><td>▪ Voraussetzungen für eine einheitliche Evaluation wurden durch das Landesamt für Verbraucherschutz geschaffen.
▪ Bereitschaft der Schüler, an Vor-Ort-Impfaktionen teilzunehmen, war unterschiedlich
▪ wird jedoch teilgenommen, sind die Aktionen ein effektives Instrument zur Datengewinnung, zur Förderung von Impfungen und zur kompensatorischen Impflückenschließung</td></tr>
</table>

Es gab insgesamt zwei verschiedene Arten von aufsuchenden Tätigkeiten und zwar auf der einen Seite diejenigen mit Impfangebot, wie im soeben dargestellten Beispiel, und auf der anderen Seite aufsuchende Tätigkeiten, die ausschließlich eine Impfausweiskontrolle mit Aussprechen einer Impfempfehlung vorsahen. Die vorrangige Zielgruppe dieser Interventionsprogramme waren ältere Schüler und Jugendliche.

Aus den verschiedenen Projekten, lassen sich zusammenfassend folgende Schlussfolgerungen und Erkenntnisse ziehen:

- Aufsuchende Impfaktionen der Gesundheitsämter an Schulen sind ein effektives Instrument zur Datengewinnung, zur Förderung von Impfungen und zur Impflückenschließung.[267] [268]
- Es gibt erhebliche Impfdefizite bei älteren Schülern, weshalb ergänzende Impfangebote von Jugendärzten in Schulen, Ausbildungsbetrieben oder Berufsschulen angeboten werden sollten.[269] [270] [271]
- Die Konzentration auf Zielgruppen, die nicht durch Routinekontrollen im Rahmen der Schuluntersuchungen erreicht werden, ist von besonderer Wichtigkeit.[272]
- Eine konsequente, wiederholte Information von Eltern zur Notwendigkeit von Schutzimpfungen trägt zur Impflückenschließung von Kindern und Jugendlichen bei.[273]

267 vgl. Gesundheitsministerkonferenz der Länder (2010), S. 6
268 vgl. Gesundheitsministerkonferenz der Länder (2010), S. 8
269 vgl. Gesundheitsministerkonferenz der Länder (2010), S. 4
270 vgl. Gesundheitsministerkonferenz der Länder (2010), S. 7
271 vgl. Gesundheitsministerkonferenz der Länder (2010), S. 10
272 vgl. Gesundheitsministerkonferenz der Länder (2010), S. 8
273 vgl. Gesundheitsministerkonferenz der Länder (2010), S. 11

Tabelle 5.3: Beispielprojekt zu „Recall-Systeme“ (Gesundheitsministerkonferenz der Länder, 2010, S. 12)

Recall-System	
Projekt	„Ein Impferinnerungssystem (Impf-Recall) bei der Schuleingangsuntersuchung zur Verbesserung der Durchimpfungsraten“ (Bayern)
Ziele	▪ Verbesserung der Impfraten ▪ Masern-Elimination
Zielgruppe	Eltern von Kindern im Alter des Schuleintritts
Merkmale	▪ Impf-Recall ▪ Pilotstudie vom Bayerischen Landesamt für Gesundheit und Lebensmittelsicherheit
Aufbau und Ablauf	Im Rahmen der Schuleingangsuntersuchung erfolgten Kontrollen der Impfausweise. Impflücken wurden dokumentiert. Die Eltern wurden über die Wichtigkeit von Schutzimpfungen aufgeklärt und ihnen wurde die Teilnahme an einem zweistufigen Recall angeboten. Die erste Erinnerung bestand aus einem Arztbrief, den die Eltern an den impfenden Arzt abgaben. Nach erfolgter Impfung des Kindes gab der Arzt den Brief an das Gesundheitsamt zurück. Dort wurden Rücklauf und Impferfolge dokumentiert. Die zweite Stufe der Erinnerung erfolgte in Form eines Schreibens mit der Aufforderung der Schließung der bestehenden Impflücken.
Zeitraum	Zwei Pilotphasen: Schuljahr 2006/2007 und Schuljahr 2007/2008
Ergebnisse	▪ In beiden Schuljahren insgesamt 7.137 untersuchte Kinder ▪ 1.544 Kinder mit Impflücken ▪ davon 722 Kinder mit Masern-Impflücken (269 Kinder ohne Impfung und 453 Kinder mit nur einer Impfung) ▪ 1.260 Recall-Teilnehmer insgesamt ▪ 520 Impfungen insgesamt ▪ 243 Masernimpfungen (145 nach der ersten Erinnerung und 98 nach der zweiten Erinnerung) ▪ Steigerung der Masern-Durchimpfungsrate um 0,34 % bei der ersten Masernimpfung und um 3,38 % bei der zweiten Masernimpfung
Evaluation	▪ Pilotprojekt hat sich in Bezug auf die Erhöhung der Masern-Durchimpfungsrate als wirkungsvoll gezeigt ▪ Impf-Recall wurde im Schuljahr 2008/2009 auf 14 weitere Gesundheitsämter ausgeweitet und im Schuljahr 2009/2010 in allen bayerischen Gesundheitsämtern eingeführt

Im Good-Practice-Manual der ersten Nationalen Impfkonferenz wird nur dieses eine Recall-System aufgeführt. Somit können daraus keine hinreichenden Schlussfolgerungen in Bezug auf den Erfolg oder Misserfolg dieser Art von Impfprogrammen gezogen werden. Allerdings deutet das hier durchgeführte Projekt darauf hin, dass Recall-Systeme und regelmäßige Erinnerungen von Eltern über den notwendigen Impfschutz ihrer Kinder durchaus geeignet sein können, um die Masern-Durchimpfungsrate zu steigern. Dies belegt auch das Projekt „Essener Modell", das den aufsuchenden Tätigkeiten zuzuordnen ist. Auch hier wurde die wiederholte Erinnerung der Eltern an fällige Impfungen ihrer Kinder als wichtiger Baustein in der Prävention von Infektionskrankheiten identifiziert.[274]

Tabelle 5.4: Beispielprojekt zu „Masereliminationskonzepte" (Gesundheitsministerkonferenz der Länder, 2010, S. 15)

Maserneliminationskonzept	
Konzept	„Durch fest etablierte Impfstrategien kaum Masernfälle im Land Brandenburg"
Ziele	Durchimpfungsraten in der Bevölkerung entsprechend den Maßgaben der WHO und den Empfehlungen der STIKO verbessern
Zielgruppe	▪ Jugendliche ▪ Eltern ▪ Erzieher und Lehrer
Merkmale	▪ umfassendes Konzept zur Masernelimininierung ▪ Organisation und Durchführung von Impfungen vor Ort erfolgt durch die Gesundheitsämter ▪ Beschaffung der Impfstoffe erfolgt über das Landesgesundheitsamt ▪ Landesgesundheitsamt Brandenburg erfasst routinemäßig die erhobenen Impfdaten und wertet sie aus

274 vgl. Gesundheitsministerkonferenz der Länder (2010), S. 11 f.

Masereliminationskonzept	
Aufbau und Ablauf	■ Gesundheitsämter bieten im Rahmen unterschiedlicher Projekte Impfungen an ■ Langfristige Impfprojekte mit unterschiedlichen Zielgruppen: → Impfaktion „Sterntaler": Kinder- und Jugendärzte führen regelmäßig Untersuchungen in Kindereinrichtungen zur Überprüfung des Impfstatus durch. Eltern und Erzieher sollen dafür gewonnen werden, auf eine frühzeitige Immunisierung bei den Kindern zu achten. → „SchützDich": Das Projekt beinhaltet vor allem die Impfaufklärung Jugendlicher im Biologieunterricht, verknüpft mit der Impfausweisüberprüfung durch die Gesundheitsämter. Hierdurch soll die Impfmotivation der Jugendlichen gefördert werden.
Zeitraum	kein begrenzter Zeitraum, denn es handelt sich um ein dauerhaftes Konzept
Ergebnisse	■ Masernerkrankungszahlen sind kontinuierlich niedrig ■ Impfraten für die zweimalige MMR-Impfung bei Einschülern ist von 38,2 % im Jahr 1999 auf 93,4 % im Jahr 2008 gestiegen ■ WHO-Ziel von 95%iger Durchimpfungsrate wurde bei Schülern der 10. Klasse bzw. bei Schulabgänger noch nicht erreicht (Durchimpfungsrate von 93,3 %)
Evaluation	■ Zur Evaluation der einzelnen Projekte werden keine exakten Angaben gemacht. ■ Die Durchimpfungsraten sind nicht nur in Brandenburg, sondern in ganz Deutschland im Zeitraum von 1999 bis 2008 gestiegen. Demnach kann allein die gestiegene Impfrate kein Beweis für den Erfolg der Projekte sein. ■ Allerdings ist der öffentliche Gesundheitsdienst mit seinen unterstützenden Impfangeboten ein wichtiger Akteur, um hohe Durchimpfungsraten in der Bevölkerung zu erreichen.

Insgesamt werden vier Maserneliminationskonzepte im Good-Practice-Manual der ersten Nationalen Impfkonferenz aufgeführt. Zwei davon sind dem Bundesland Bayern zuzuordnen; die anderen beiden Konzepte Niedersachsen und Brandenburg. Bayern setzt im Rahmen der Konzepte „Der Bayerische Masernaktionsplan" und „Masern in Gemeinschaftseinrichtungen" folgende Schwerpunkte:

- Die Surveillance soll besser genutzt und optimiert werden.

- Impfhindernisse sollen durch ein vermehrtes zielgruppenorientiertes Impfangebot beseitigt werden.
- Das Management von Einzelerkrankungen und Ausbrüchen soll verbessert werden, insbesondere in Bezug auf Masernfälle in Gemeinschaftseinrichtungen.[275] [276]

Erreicht werden sollen diese Punkte durch ein rascheres behördliches Eingreifen zur Verhinderung von Infektionsketten. Darüber hinaus sollen Impferinnerungssysteme bei Schuleingangsuntersuchungen und Medienkampagnen zur MMR-Impfung das Ziel der Masernelimininierung unterstützen. Angestrebt haben die im Jahr 2008 ins Leben gerufenen Konzepte die Masernelimininierung bis zum Jahr 2010. Dieses Ziel konnten sie allerdings nicht erreichen. Die Masernfallzahlen in Bayern konnten zwar von 306 Fällen im Jahr 2008 auf 45 Fälle im Jahr 2009 reduziert werden, allerdings stiegen sie im Jahr 2010 wieder auf 219 Fälle an.[277]

Da das Brandenburger Konzept ausführlich dargestellt wurde, soll nun noch kurz auf das Konzept aus Niedersachsen „Masernelimination bis 2010 – Fallmanagement als integraler Bestandteil einer Eliminationsstrategie“ eingegangen werden. Auch hier war das Ziel die Masernelimininierung bis 2010, das in der Tat durch ein gezieltes Masernfallmanagement erreicht wurde. Im Jahr 2010 lag die Inzidenz im Land Niedersachsen bei 0,20.[278] Vom Niedersächsischen Landesgesundheitsamt wurde im Jahr 2007 ein Leitfaden für das Management von Masernfällen erstellt, das als Grundlage für den Umgang mit Masernfällen in allen Landkreisen dient. Instrumente des Masernfallmanagements sind das Impfangebot auf der einen Seite und die strikte Quarantäne von Erkrankten und deren Kontaktpersonen auf der anderen Seite. Darüber hinaus beinhaltet der Leitfaden auch vorbereitende Maßnahmen, die ohne Vorliegen eines aktuellen Masernfalles, einzuhalten sind.[279]

---

275 vgl. Gesundheitsministerkonferenz der Länder (2010), S. 13
276 vgl. Gesundheitsministerkonferenz der Länder (2010), S. 16
277 vgl. SurvStat (2014b)
278 vgl. SurvStat (2014c)
279 vgl. Niedersächsisches Landesgesundheitsamt (2007)

Schlussfolgerungen, die aus den Konzepten zur Maserneliminierung geschlossen werden können, sind:

- dass einheitliche Leitlinien zum Umgang mit Masernfällen und zur Vorbeugung dieser zur Eindämmung von Ausbrüchen und zur Steigerung der Durchimpfungsraten beitragen und
- dass regelmäßige Impfangebote durch den öffentlichen Gesundheitsdienst wichtig sind, um bestehende Impflücken zu schließen und die Bevölkerung stetig an ihre Impfverantwortung zu erinnern.

Tabelle 5.5: Beispielprojekt zu „Poster- und Medienkampagnen" (Gesundheitsministerkonferenz der Länder, 2010, S. 20)

Poster- und Medienkampagne	
Projekt	„Schutz Impfung Nordrhein-Westfalen"
Ziele	Belebung des Impfgedankens in der Bevölkerung
Zielgruppe	keine explizite Zielgruppe
Merkmale	Werbekampagne
Aufbau und Ablauf	▪ Hauptbestandteil der Kampagne waren vier Plakate mit aufrüttelnden Motiven und Slogans zu den Infektionskrankheiten Masern, Mumps, Röteln und Influenza (Bsp.: „Daniel (12) – geistig behindert durch Masern"). ▪ Es gab zudem einen umgebauten Linienbus, der als „Impfmobil" zehn Städte in NRW besuchte. Im Bus befanden sich Mitarbeiter der Gesundheitsämter, die Impffragen beantworteten. Auch Impfungen vor Ort wurden angeboten. Beworben wurde das Impfmobil durch Verkehrsmittelwerbung in Straßenbahnen und lokale Pressearbeit. ▪ Darüber hinaus wurde die Informationsbroschüre „Impfen schützt" kostenlos an Ärzte, Apotheken und Gesundheitsämter verteilt.
Zeitraum	2008

Poster- und Medienkampagne	
Ergebnisse	■ Nach Schätzungen der Presseberichterstattung konnte die Kampagne mehr als 12 Millionen Kontakte mit Leserinnen und Lesern erzielen. ■ Die Auflage von 200.000 Impfbroschüren reichte nicht aus, sodass 40.000 nachgedruckt werden mussten. Zusätzlich gab es rund 2.700 Downloads der Broschüre von September 2008 bis Dezember 2009. ■ Das Impfangebot vor Ort wurde häufig angenommen. ■ Zum Teil wurden die Slogans der Plakate als drastisch und Angst auslösend bezeichnet. ■ Zum Teil führten die Slogans aber auch zur Erkenntnis, dass Infektionskrankheiten auch gefährlich sein können.
Evaluation	■ Die Ergebnisse der Kampagne zeigen, dass das Ziel, die Öffentlichkeit für das Thema Impfungen zu sensibilisieren, erreicht wurde. ■ Welche der Maßnahmen allerdings den größten Effekt erzielen konnte, bleibt fraglich. Hauptbestandteil der Kampagne waren die Plakate. Ob die aufrüttelnden Motive wirklich zum Erfolg des Projektes geführt haben, geht nicht eindeutig aus den Angaben hervor.

Neben der Werbekampagne in Nordrhein-Westfalen gab es eine weitere, kleinere, geplante Plakataktion in Heidelberg. Da über die tatsächliche Durchführung der Kampagne allerdings nichts bekannt ist, wird hierauf nicht näher eingegangen.[280] Eine weitere Kampagne erfolgte in Thüringen. Dort wurden vom öffentlichen Gesundheitsdienst vor den Einschulungsuntersuchungen altersgruppenbezogene Merkblätter mit Abdruck des aktuellen Impfkalenders verteilt, um die Impfmotivation zu steigern. Damit sollte erreicht werden, dass die Kinder zum Zeitpunkt der Impfstatuserhebung möglichst schon alle einen vollständigen Impfstatus aufweisen konnten. Die Kampagne konnte dazu beitragen, dass die Impfquote für die zweite MMR-Impfung bei Kindergartenkindern von 6 % im Jahr 2000 auf fast 93 % im Jahr 2008 angestiegen ist.[281] Kampagnen können auch in Form von Kinospots erfolgen, wie ein Beispiel aus München zeigt: Zielgruppe der Kampagne waren Eltern, die zur Impfung ihrer Kinder motiviert werden sollten. Der Slogan der Kampagne war „Vorbeugung ist Verantwortung" und die Überschrift lautete „Setzen

280 vgl. Gesundheitsministerkonferenz der Länder (2010), S. 18
281 vgl. Gesundheitsministerkonferenz der Länder (2010), S. 17

Sie die Gesundheit Ihrer Kinder nicht aufs Spiel". Bildmotive von typischen Spielsituationen von Kindern wurden mit doppeldeutigen Aussagen und gezielten Wortspielen zum Thema Impfen kombiniert. Die Kampagne war ein Appell an das Verantwortungsbewusstsein von Eltern. Neben dem Kinospot, der auch auf Infoscreens im U-Bahnbereich abgespielt wurde, beinhaltete die Kampagne Plakate und Anzeigen. Zur Evaluation und zum Erfolg der Kampagne werden keine Angaben gemacht. Allerdings lag die Maserninzidenz in München im Jahr 2013 sehr hoch, bei 17,99, weit entfernt also vom Ziel der WHO.[282]

Zusammenfassend sind Poster- und Medienkampagnen vor allem geeignet, um die Öffentlichkeit für das Thema Impfungen zu sensibilisieren und auf die Wichtigkeit von Schutzimpfungen aufmerksam zu machen. Durch ihre zeitliche Begrenzung sind sie allerdings – isoliert eingesetzt – nicht geeignet, um nachhaltig die Impfquoten zu verbessern. Sie müssen begleitet werden durch umfassende Konzepte oder Strategien zur Steigerung der Durchimpfungsrate. Dennoch sind Poster- und Medienkampagnen wichtig, denn rufen die Impfthematik immer wieder in Erinnerung und regen zu Diskussionen und Debatten an. Sie rütteln wach und erreichen viele Menschen. Das macht sie unverzichtbar in Bezug auf die Impfprävention.

Tabelle 5.6: Beispielprojekt zu „Allgemeine Konzepte zur Steigerung der Durchimpfungsrate" (Gesundheitsministerkonferenz der Länder, 2010, S. 23)

Allgemeines Konzept zur Steigerung der Durchimpfungsrate	
Projekt	„Einfluss von Impfskeptikern auf das Impfverhalten im Altmarkkreis Salzwedel" (Sachsen-Anhalt)
Ziele	Konkretisierung des vermuteten Einflusses von Impfgegnern und Impfskeptikern auf das Impfverhalten im Altmarkkreis Salzwedel
Zielgruppe	▪ Eltern ▪ Lehrerpersonal ▪ Ärzte mit Impfzertifikat ▪ Hebammen

282 vgl. SurvStat (2014d)

Allgemeines Konzept zur Steigerung der Durchimpfungsrate	
Merkmale	Strukturierte Befragung der angegebenen Zielgruppen zur Impfeinstellung
Aufbau und Ablauf	▪ Vergleich der Durchimpfungsraten von Kindern und Jugendlichen im Altmarkkreis Salzwedel mit den Durchimpfungsraten des Landkreises Stendal und des Landes Sachsen-Anhalt ▪ Erfassung von Einflüssen auf die Inanspruchnahme von Impfungen anhand vorhandener Daten ▪ Erfassung der Impfaktivität der Ärzte im Altmarkkreis Salzwedel und im Landkreis Stendal ▪ Einsatz von standardisierten Fragebögen zur Ermittlung der Einstellung zum Impfen bei den erwähnten Zielgruppen in beiden Landkreisen
Zeitraum	01.09.2008 bis 01.09.2010
Ergebnisse	▪ Die Befragung hat ergeben, dass ein mangelndes Impfwissen und teilweise eine kritische Einstellung zum Impfen vorliegt[283] ▪ Aufbauend auf den gewonnenen Daten aus dem Projekt „Einfluss von Impfskeptikern auf das Impfverhalten im Altmarkkreis Salzwedel" existiert mittlerweile ein neues Projekt des Landesamtes für Verbraucherschutz Sachsen-Anhalt mit dem Titel „Verbesserung Impfakzeptanz im Altmarkkreis Salzwedel"[284]
Evaluation	Es kann geschlussfolgert werden, dass die Daten evaluiert wurden, denn es gibt ein darauf aufbauendes Folgeprojekt.

Neben dem Projekt zum Einfluss von Impfskeptikern, das in Tabelle 5.6 dargestellt wurde, ist noch ein weiteres allgemeines Impfkonzept aus Sachsen-Anhalt bezüglich der Forschungsfrage von Relevanz. Dieses Konzept hat die Erreichung eines altersgerechten Impfstatus bei über 90 % der Bevölkerung zum Ziel. Es beinhaltet mehrere Teilziele, wie die Verbesserung der Datenlage zur Impfsituation in Sachsen-Anhalt, die Verbesserung von strukturellen Rahmenbedingungen für das Impfen, die Verbesserung von Aus-, Fort- und Weiterbildung unterschiedlicher Berufsgruppen in Bezug auf das Impfen und die Erhöhung des Impfwissens in der Bevölkerung durch gezielte Aufklärung. Die Verfolgung dieser Ziele seit 1998 konnte zur Steigerung der Durchimp-

283 vgl. Oppermann/Kolbe (2013), S. 6
284 vgl. Landesvereinigung für Gesundheit Sachsen-Anhalt e. V. (2013)

fungsraten auch für die MMR-Impfung beitragen.[285] So gab es im Jahr 2013 zwar insgesamt 40 gemeldete Masernfälle in Sachsen-Anhalt, dafür waren die Fallzahlen in den vorangegangenen Jahren aber sehr gering. Im Jahr 2010 wurden nur vier Masernfälle gemeldet und in den Jahren 2011 und 2012 kein einziger Fall, was wiederrum für den Erfolg des Konzeptes spricht.[286]

Schlussfolgern lässt sich hieraus, dass ein umfassendes Konzept, das neben der Aufklärung der Bevölkerung, auch strukturelle, organisatorische und gesetzgeberische Maßnahmen umfasst, umso erfolgreicher ist.

Tabelle 5.7: Beispielprojekt zu „Surveillance" (Gesundheitsministerkonferenz der Länder, 2010, S. 29)

Surveillance	
Projekt	„Surveillance von Impfquoten anhand von Sekundärdaten der Kassenärztlichen Vereinigungen"
Ziele	Impfquoten der unter Zweijährigen anhand der Routinedaten der KVen bundesweit erfassen (am Beispiel der Varizellenimpfung)
Zielgruppe	Kinder unter zwei Jahren
Merkmale	▪ Surveillance ▪ durchgeführt durch das Robert Koch-Institut
Aufbau und Ablauf	Überprüfung und Analyse der von den KVen seit 2004 übermittelten, anonymisierten Abrechnungsdaten zu Impfleistungen von Ärzten, die gesetzlich Versicherte behandeln
Zeitraum	2004 bis 2005
Ergebnisse	▪ Impfquoten der unter Zweijährigen gegen Varizellen unterscheiden sich zwischen den Bundesländern erheblich ▪ nach Einführung der Kostenübernahme durch die GKV nahm die Zahl der Impfungen zu
Evaluation	▪ ermittelte Ergebnisse wurden evaluiert ▪ Ergebnisse zeigen eine hohe grundsätzliche Annahme der Impfempfehlung durch Eltern und Ärzte. Die Kindervorsorgeuntersuchungen U6 und U7 werden von den Kinderärzten zur Impfung genutzt.

285 vgl. Gesundheitsministerkonferenz der Länder (2010), S. 21
286 vgl. SurvStat (2014e)

Eine umfassende Surveillance ist Grundvoraussetzung für eine solide Datengrundlage, auf die jedes Interventionsprogramm aufbaut. Deshalb reicht die alleinige Datenerhebung im Rahmen der Schuleingangsuntersuchungen zur Feststellung der Durchimpfungsraten in der Bevölkerung nicht aus, denn Kleinkinder, Jugendliche und Erwachsene finden hier keinerlei Berücksichtigung. Es ist aber wichtig, über die Durchimpfungsraten der anderen Altersgruppen Informationen zu sammeln, um Impfdefizite aufdecken und gezielte altersgruppenspezifische Interventionsprogramme konzipieren zu können. So hat beispielsweise die Analyse von KV-Abrechnungsziffern in Schleswig-Holstein gezeigt, dass Masernimpfungen häufig nicht in der von der STIKO empfohlenen zeitlichen Vorgabe durchgeführt werden. Erst mit Eintritt in den Kindergarten wird für viele Kinder ein tragender Masernimpfschutz erreicht.[287] Es wird deutlich, dass Surveillance-Maßnahmen wie die Ermittlung von Durchimpfungsraten aus KV-Abrechnungsziffern oder die Erfassung von Impfquoten im Rahmen von Impfaktionen immer wichtiger werden, auch und insbesondere für die Ermittlung der Masern-Durchimpfungsraten, damit das Ziel der Maserneliminierung bis zum Jahr 2015 durch gezielte Interventionen erreicht werden kann.

Um die Ergebnisse der Situationsanalyse im Hinblick auf die Forschungsfrage zu bewerten und zusammenzufassen, werden die dargestellten Impfprogramme im nachfolgenden Kapitel miteinander verglichen.

5.2.1 Vergleich der Impfprogramme

Für die vergleichende Bewertung der verschiedenen Impfprogrammarten werden drei Bewertungskriterien herangezogen. Dies sind die Zielgruppenansprache, die Steigerung der Durchimpfungsrate und die Kontinuität der Programme. Mit Zielgruppenansprache ist gemeint, ob die Programme zielgruppenorientiert konzipiert wurden oder nicht. Wurde die breite Mehrheit angesprochen oder war das Programm auf eine klar definierte Zielgruppe ausgerichtet? Mithilfe des Kriteriums „Steigerung der Durchimpfungsrate“ soll der Erfolg des Programms bewertet werden. Konnte das Programm tat-

287 vgl. Gesundheitsministerkonferenz der Länder (2010), S. 26 f.

sächlich zu einer Erhöhung der Impfquote beitragen? Und mit „Kontinuität" ist die zeitliche Ausdehnung der Programme gemeint. Handelt es sich um eine auf Dauer angelegte Intervention oder um eine kurzfristige Maßnahme? Der Einfachheit halber werden für den Vergleich die Masernelimininationskonzepte und die allgemeinen Konzepte zur Steigerung der Durchimpfungsrate zusammengefasst, denn es handelt sich grundsätzlich um dieselbe Impfprogrammart, nur mit unterschiedlichen Zielsetzungen. Ziel des Vergleichs der unterschiedlichen Programmarten ist es, herauszufinden, welches Programm oder welche Programme für eine Steigerung der Durchimpfungsrate bei Kindern impfkritischer Eltern besonders geeignet sind.

1. Aufsuchende Tätigkeiten

Zielgruppenansprache: Bei jedem der Programme gibt es eine klar definierte Zielgruppe. In den meisten Programmen sind die Zielgruppe entweder Kinder bei der Schuleingangsuntersuchung, ältere Schüler oder Jugendliche. Eines der Programme zielte auf Menschen mit Migrationshintergrund ab.[288] Jede der im Good-Practice-Manual der ersten Nationalen Impfkonferenz aufgeführten aufsuchenden Tätigkeiten erfüllt somit das Kriterium der Zielgruppenansprache in vollem Umfang.

Steigerung der Durchimpfungsrate: Aus den im Good-Practice-Manual vorgestellten Programmen lässt sich schlussfolgern, dass aufsuchende Tätigkeiten unmittelbar zur Steigerung der Durchimpfungsrate beitragen. Vor Ort, also z. B. direkt in der Schule, durchgeführte Impfaktionen konnten den MMR-Impfstatus der Schüler stets verbessern. Aber auch Impfausweiskontrollen mit entsprechendem individuellem Impfberatungsangebot konnten die MMR-Impfraten nachweislich steigern. So konnten in einem der vorgestellten Programme individuelle Beratungsangebote zu einer 16%igen Steigerung der Masernimpfquote bei Schülern siebter Klassen beitragen.[289] Das Kriterium „Steigerung der Durchimpfungsraten" ist somit für die aufsuchenden Tätigkeiten erfüllt.

288 vgl. Gesundheitsministerkonferenz der Länder (2010), S. 4 ff.
289 vgl. Gesundheitsministerkonferenz der Länder (2010), S. 11

Kontinuität: Aufsuchende Tätigkeiten sind keine ständig vorkommenden Interventionen. Damit ist gemeint, dass nicht tagtäglich ein Mitarbeiter vom öffentlichen Gesundheitsdienst Schulen besucht, um Impfausweise zu kontrollieren. Dennoch sind viele der aufsuchenden Tätigkeiten wiederkehrende Angebote und somit von gewisser Kontinuität. Wichtig ist die regelmäßige Kontrolle und Erinnerung an die Wichtigkeit von Schutzimpfungen. In einigen Fällen erfolgen aufsuchende Tätigkeiten regelmäßig, bei anderen Programmen wird eine nur einmalige Impfaktion beschrieben.[290] Deshalb ist das Kriterium der Kontinuität nur teilweise erfüllt. Aufsuchende Tätigkeiten sind wirkungsvolle Mittel zur Steigerung der Durchimpfungsraten. Damit sie aber dauerhaft erfolgreich sein können, müssen sie regelmäßig angeboten werden.

2. Recall-Systeme

Zielgruppenansprache: Das Kriterium der Zielgruppenansprache ist bei dem im Good-Practice-Manual vorgestellten Programm erfüllt.[291]

Steigerung der Durchimpfungsrate: Das Kriterium der Durchimpfungsratensteigerung konnte ebenfalls erfüllt werden. Sowohl die Masernimpfraten für die erste als auch für die zweite Impfung konnten gesteigert werden.[292]

Kontinuität: Das Impferinnerungssystem wurde erstmals für das Schuljahr 2006/2007 angeboten. Im darauf folgenden Schuljahr wurde der Impfrecall bei den Schuleingangsuntersuchungen auf weitere 14 Gesundheitsämter ausgeweitet und im Schuljahr 2009/2010 in allen bayerischen Gesundheitsämtern eingeführt.[293] Somit konnte das vorgestellte Recall-System das Kriterium der Kontinuität erfüllen. Da allerdings im Good-Practice-Manual nur ein einziges Recall-System aufgeführt war, sind keine aussagekräftigen Vergleiche möglich. Fest steht, dass ähnlich wie bei den aufsuchenden Tätigkeiten, Recall-Systeme nur dauerhaft erfolgreich sein können, wenn sie regelmäßig und wiederkehrend durchgeführt werden.

290 vgl. Gesundheitsministerkonferenz der Länder (2010), S. 4 ff.
291 vgl. Gesundheitsministerkonferenz der Länder (2010), S. 12
292 vgl. Gesundheitsministerkonferenz der Länder (2010), S. 12
293 vgl. Gesundheitsministerkonferenz der Länder (2010), S. 12

3. Konzepte

Zielgruppenansprache: Das Kriterium der Zielgruppenansprache ist bei den Impfkonzepten in der Gänze betrachtet nicht erfüllt. Meist wird eine Steigerung der Durchimpfungsrate in Bezug auf die gesamte Bevölkerung angestrebt. Konzepte, die sich ausschließlich auf eine klar definierte Zielgruppe konzentrieren, gibt es nur vereinzelt. Ein Beispiel ist das Projekt zum Einfluss von Impfskeptikern auf das Impfverhalten aus Sachsen-Anhalt.[294] Aber insbesondere die Masereliminationskonzepte lassen keine klare Zielgruppenansprache erkennen.[295]

Steigerung der Durchimpfungsrate: Da die Konzepte meist sehr umfassend sind und viele verschiedene Interventionsprogramme beinhalten, erfüllen sie das Bewertungskriterium der Durchimpfungsratensteigerung in besonderem Maße. Viele Maßnahmen zusammen können mehr bewirken als nur eine Maßnahme allein.

Kontinuität: Die dargestellten Impfkonzepte sind auf Dauer ausgelegt. Sie beinhalten kontinuierliche Impfangebote, Impfaufklärung und/oder Impfausweiskontrollen. Regelmäßigkeit und langfristig ausgerichtete Ziele wie die Verbesserung des Kenntnisstands von Berufsgruppen in Bezug auf das Impfen sind typische Merkmale der im Good-Practice-Manual aufgeführten Konzepte. Somit ist das Bewertungskriterium „Kontinuität“ voll und ganz erfüllt.

4. Poster- und Medienkampagnen

Zielgruppenansprache: In zwei der vier Kampagnen, die im Good-Practice-Manual beschrieben wurden, gab es konkret festgelegte Zielgruppen, während die anderen beiden Kampagnen das Kriterium der Zielgruppenansprache nicht erfüllen konnten. Allerdings ist anzumerken, dass es das Ziel der Werbekampagne „Schutz Impfung Nordrhein-Westfalen“ war, die breite Öffentlichkeit für das Thema Impfen zu sensibilisieren.[296] Dennoch ist das Kriterium nicht in allen Fällen erfüllt.

---

294 vgl. Gesundheitsministerkonferenz der Länder (2010), S. 23
295 vgl. Gesundheitsministerkonferenz der Länder (2010), S. 13 ff.
296 vgl. Gesundheitsministerkonferenz der Länder (2010), S. 17 ff.

Steigerung der Durchimpfungsrate: Auch das Kriterium „Steigerung der Durchimpfungsrate“ kann nur teilweise erfüllt werden. Das liegt zum einen auch daran, dass es zu zwei der dargestellten Kampagnen keine Evaluation gibt. Zum Erfolg oder Misserfolg dieser Kampagnen ist demnach nichts bekannt. Zudem hatte die Werbekampagne aus Nordrhein-Westfalen nicht vorrangig die Steigerung der Durchimpfungsraten zum Ziel. Allerdings wurde das im Rahmen dieser Kampagne etablierte Impfangebot häufig wahrgenommen, was wiederrum den Rückschluss zulässt, dass zur Steigerung der Impfquoten beigetragen werden konnte.[297] Die Thüringer Kampagne, die die Verteilung von Merkblättern an Eltern von Vorschulkindern beinhaltete, konnte hingegen eine nachweisliche Steigerung der Masernimpfquoten erzielen.[298]
Kontinuität: Die Thüringer Kampagne setzte auf eine langfristige und kontinuierliche Weiterführung der Maßnahmen, was wiederrum maßgeblich zu ihrem Erfolg beitragen konnte.[299] Die anderen Kampagnen waren nicht auf eine jahrelange Fortführung ausgelegt. Sie können somit das Kriterium der Kontinuität nicht erfüllen. Im Vergleich zu den anderen Impfprogrammarten sind die Poster- und Medienkampagnen weniger kontinuierlich. Sie sollen kurzfristig Aufmerksamkeit erzeugen, sind aber in der Regel von begrenzter Dauer.

5. Surveillance

Die Surveillance ist nicht vergleichbar mit den anderen dargestellten Maßnahmen. Sie ist Grundvoraussetzung für die Konzeption einer Kampagne oder eines umfassendes Impfkonzeptes. Sie liefert die hierfür benötigten Daten und Erkenntnisse in Bezug auf den Impfstatus der Bevölkerung und bestehende Impflücken. Im Rahmen der ausgewählten Bewertungskriterien kann sie daher nicht mit den anderen Impfprogrammarten verglichen werden.
Abschließend soll die nachfolgende Tabelle die Ergebnisse der einzelnen Maßnahmen in Bezug auf die drei Bewertungskriterien noch einmal übersichtlich darstellen:

297 vgl. Gesundheitsministerkonferenz der Länder (2010), S. 20
298 vgl. Gesundheitsministerkonferenz der Länder (2010), S. 17
299 vgl. Gesundheitsministerkonferenz der Länder (2010), S. 17

Tabelle 5.8: Vergleich der Impfprogramme anhand ausgewählter Bewertungskriterien

	Zielgruppen-ansprache	Steigerung der Durchimpfungsrate	Kontinuität
Aufsuchende Tätigkeiten	1	1	2
Recall-Systeme	1	1	2
Konzepte	3	0	1
Poster- und Medienkampagnen	2	2	3

Für die Erfüllung der Bewertungskriterien wurden Punkte von 0 bis 3 verteilt. Die 0 steht für „sehr gut", die 1 für „gut", die 2 für „befriedigend" und die 3 für „ungenügend". Die Bewertungskriterien „Steigerung der Durchimpfungsrate" und „Kontinuität" werden als besonders wichtig angesehen. Das Kriterium „Zielgruppenansprache" ist ebenfalls wichtig, aber im Vergleich zu den anderen beiden Kriterien in der Wichtigkeit ein wenig niedriger einzustufen. Deshalb werden die verteilten Punkte zum Bewertungskriterium „Zielgruppenansprache" mit 1 multipliziert und die verteilten Punkte zu den anderen beiden Bewertungskriterien mit 2. Daraus ergibt sich folgende Rangfolge für die betrachteten Maßnahmen:

1) Konzepte (5 Punkte)

2) aufsuchende Tätigkeiten und Recall-Systeme (7 Punkte)

3) Poster- und Medienkampagnen (11 Punkte)

Umfassende Impfkonzepte sind demnach besonders gut geeignet, um dauerhaft eine Steigerung der Durchimpfungsraten zu erreichen, gefolgt von aufsuchenden Tätigkeiten und Impferinnerungssystemen. Am schlechtesten schneiden Poster- und Medienkampagnen ab. Sie sind allerdings im Vergleich zu den anderen Impfprogrammen am besten geeignet, um die Aufmerksamkeit der Öffentlichkeit für die Wichtigkeit von Schutzimpfungen zu wecken.

Die Forschungsfrage lautete: „*Wie* können gezielte Interventionsprogramme zu einer Steigerung der Masern-Durchimpfungsrate bei Kindern von impfkritischen Eltern beitragen?" Als erste Antwort lässt sich dazu festhalten: Sicherlich können sie die Masernimpfquoten nur erhöhen, wenn zunächst die Aufmerksamkeit der Eltern für diese Thematik geweckt wird, beispielsweise in Form einer Kommunikationskampagne. Im nachfolgenden Kapitel wird näher auf diesen Aspekt eingegangen. Der Fokus liegt hierbei auf emotionalen Kampagnenbotschaften und der Frage: Sind sie geeignet, um speziell die Aufmerksamkeit impfkritischer Eltern für die Gefährlichkeit der Masernerkrankung zu wecken?

5.2.2 Emotionale Aufklärung

Kampagnenbotschaften müssen in erster Linie Aufmerksamkeit erzeugen und Interesse wecken, damit die Kampagne erfolgreich sein kann. Die Aufmerksamkeit der Zielgruppe wird am ehesten durch lebhafte, attraktive, emotionalisierende und personalisierte Botschaften geweckt.[300] Diese Botschaften können beispielsweise mithilfe von Furchtmechanismen, sogenannten Furchtappellen, vermittelt werden. Bisher gibt es zur Verwendung von Furchtappellen keinen Konsens in der Fachliteratur. Sie erzeugen ohne Zweifel Aufmerksamkeit und sind im Vergleich zu Humorappellen wirkungsvoller. Allerdings muss der Einsatz von Furchtappellen stets gezielt und kontrolliert erfolgen und in jedem Fall einhergehen mit einer ausreichenden Vermittlung von Handlungskompetenz. Die Förderung der Handlungskompetenz wird erzielt durch Faktenwissen über angemessenes Verhalten auf der einen Seite und auf der anderen Seite durch eine Steigerung der Selbstwirksamkeitserwartung, also des Vertrauens in sich selbst, das empfohlene Verhalten auch tatsächlich ausführen zu können.[301] Furchtappelle können, wenn sie dosiert eingesetzt werden, durchaus positive Auswirkungen haben, indem sie zur Erregung der notwendigen Aufmerksamkeit beitragen oder einen Tabubruch erzielen. Furchtappelle sind allerdings kein Erfolgsgarant für Kampagnen und können bei wiederholtem Einsatz auch zur Abstumpfung bei den Rezipienten führen. Darüber hinaus sind Furchtappelle nicht für alle Zielgruppen das ge-

300 vgl. Bonfadelli/Friemel (2006), S. 60
301 vgl. Bonfadelli/Friemel (2006), S. 83

eignetste Mittel. So bietet sich beispielsweise für die Ansprache von jugendlichen Zielgruppen eher die Verwendung von Humorappellen an.[302]

Neben der Vermittlung von Handlungskompetenzen muss bei der Verwendung emotionalisierender Botschaften darauf geachtet werden, dass diese nicht nur erregen, sondern auch zu einer differenzierten und umfassenden Verarbeitung der Information führen und nicht etwa von ihr ablenken. Ebenfalls sollten sie bestenfalls weitere Aktionen auslösen, beispielsweise eine aktive Informationssuche oder das Aufgreifen der Kampagnenbotschaft durch interpersonale Kommunikation. Dies wiederrum setzt voraus, dass die Kampagne Quellen zur Informationssuche benennt und zugänglich macht.[303] Mit interpersonaler Kommunikation sind z. B. spontane Gespräche oder auch Situationen institutionell verankerter Kommunikation wie in Schulen oder Betrieben gemeint.[304] Die im Rahmen einer Kampagne beispielsweise durch Massenmedien transportierten Informationen werden erst durch interpersonale Kommunikation, also durch den Austausch zwischen Menschen, weiterverarbeitet. Das bedeutet, dass die Informationen bewertet, legitimiert, angenommen, zurückgewiesen oder so modifiziert werden, dass sie in das eigene soziokulturelle System hineinpassen.[305] Somit ist die interpersonale Kommunikation insbesondere bei Gesundheitsthemen ein sehr wichtiger Kanal und sollte bei der Kampagnenkonzeption unbedingt Berücksichtigung finden.[306] Zur Förderung oder Stimulierung von interpersonaler Kommunikation ist das Provozieren einer gewissen Dissonanz oder Kontroverse geeignet. Abweichungen zwischen Wissen, Einstellung und Verhalten können beispielsweise eine Dissonanz auslösen.[307]

Fakt ist, dass emotionalisiserende Botschaften – in welcher Form auch immer – in heutigen Kommunikationskampagnen nicht mehr wegzudenken sind. Sie bewirken bessere Erinnerungswerte und tragen zu einer größeren

302 vgl. Bonfadelli/Friemel (2006), S. 84
303 vgl. Bonfadelli/Friemel (2006), S. 84
304 vgl. Bonfadelli/Friemel (2006), S. 18 f.
305 vgl. Schenk (2007), S. 426
306 vgl. Bonfadelli/Friemel (2006), S. 98
307 vgl. Bonfadelli/Friemel (2006), S. 84 f.

Verhaltensänderung bei als rein kognitiven Reizen.[308] Interessant ist in diesem Zusammenhang auch, dass typische Merkmale impfkritischer Internetseiten emotionale Appelle und affektgeladene Elternberichte über Impffolgen und Impfschäden sind – emotionalisierende und personalisierte Botschaften also, die nachweislich dazu führen, dass die Risikowahrnehmung von Impfungen bei einer Informationssuche auf diesen Seiten steigt.[309] Umgekehrt muss es demnach mit denselben oder ähnlichen Mitteln auch möglich sein, eine Veränderung der Risikowahrnehmung von Infektionskrankheiten zu erreichen. Bestes Beispiel ist die Kampagne „Schutz Impfung Nordrhein-Westfalen" aus dem Jahr 2008.

Insbesondere impfkritische oder in Bezug auf Schutzimpfungen unentschlossene Eltern müssen über die Wichtigkeit einer hinreichenden Immunisierung ihrer Kinder aufgeklärt werden. Sie haben Verantwortung für ihr Kind, aber auch für andere Kinder und Mitmenschen, die aus gesundheitlichen Gründen keine Schutzimpfungen erhalten können. Hierbei handelt es sich um hoch emotionale und sensible Zusammenhänge, die zweifelsfrei am besten durch emotional geprägte Botschaften transportiert werden können. Viele impfkritische Eltern halten die Masern für eine harmlose Kinderkrankheit. Diese Fehleinschätzung muss wiederlegt werden und zwar so, dass auch impfskeptisch eingestellte Eltern zum Nachdenken gebracht werden. Drastische und emotional aufrüttelnde Bilder oder Botschaften sind, wenn sie dosiert eingesetzt werden, ein geeignetes Mittel, um zum Nachdenken anzuregen.

Wie können emotionalisierende Botschaften in einem Masern-Interventionsprogramm für die Zielgruppe der impfkritischen Eltern aussehen und welche Kriterien muss ein erfolgreiches Interventionsprogramm erfüllen, um tatsächlich zur Steigerung der Durchimpfungsrate bei Kindern impfkritischer Eltern beizutragen? Diese Fragen sollen im nächsten Kapitel im Rahmen einer Handlungsempfehlung beantwortet werden.

308 vgl. Bonfadelli/Friemel (2006), S. 84
309 vgl. Betsch et al. (2009), S. 206 f.

5.3 Handlungsempfehlung für ein erfolgreiches Masern-Interventionsprogramm

Das WHO-Ziel ist die Masernelimininierung bis zum Jahr 2015. Deutschland hat dieses Ziel erreicht, wenn die Masernimpfquote für die erste und zweite Masernimpfung in allen Regionen der Bundesrepublik bei mindestens 95 % liegt und die Maserninzidenz in Deutschland einen Fall pro eine Millionen Einwohner nicht überschreitet.[310] Da zur Erfüllung des Ziels nicht mehr viel Zeit bleibt, ist die aufwendige Erarbeitung eines umfassenden Konzeptes nicht machbar. Schnell muss viel Aufmerksamkeit erzeugt werden, damit die Bevölkerung zum Impfen motiviert wird. Deshalb ist das Ergebnis der vorangegangenen Analyse folgende **Handlungsempfehlung:**

Eine Kommunikationskampagne in Kombination mit moderat eingesetzten Furchtapellen sind die geeigneten Mittel, um kurzfristig möglichst viele Menschen und insbesondere impfkritische Eltern zu erreichen und zum Umdenken zu bewegen.

5.3.1 Begründung der Handlungsempfehlung

Zur Erläuterung dieser Handlungsempfehlung ist es notwendig, die folgenden Fragen zu beantworten:

- Warum wird ausgerechnet eine Kommunikationskampagne als geeignetes Interventionsprogramm vorgeschlagen, obwohl diese im Vergleich zu den anderen Impfprogrammarten am schlechtesten abgeschnitten hat?
- Warum wird auf den Einsatz von Furchtappellen gesetzt, obwohl diese unter Umständen auch negative Auswirkungen auf den Kampagnenerfolg haben könnten?

Zu 1.: Beim Vergleich von aufsuchenden Tätigkeiten, Konzepten, Kampagnen und Recall-Systemen haben die Kampagnen in Bezug auf die ausgewählten Bewertungskriterien am schlechtesten abgeschnitten. Allerdings bezog sich der Vergleich auf Kampagnen, bei denen zum Teil nichts über die

310 vgl. Horning et al. (2012), S. 62 f.

tatsächlichen Ergebnisse und den Erfolg der Maßnahmen bekannt war. Das Kriterium der Kontinuität können Poster- oder Medienkampagnen natürlich nicht in dem Maße erfüllen, wie die anderen Interventionsprogramme. Aber in Bezug auf das Masereliminationsziel bis zum Jahr 2015 sind auf Dauer ausgelegte Programme auch nicht zwangsläufig zielführend. Vor diesem Hintergrund scheinen die Bewertungskriterien der Analyse oder zumindest das Kriterium der Kontinuität falsch gewählt worden zu sein. Es darf jedoch nicht vergessen werden, dass es aufgrund der hohen Masernfallzahlen im Jahr 2014 vermutlich schwierig werden wird, eine Eliminierung des Erregers bis 2015 zu erreichen. Daher sind kontinuierliche und wiederkehrende Interventionsmaßnahmen dennoch wichtig und notwendig, um die Durchimpfungsraten in den Folgejahren stetig zu steigern. Selbst wenn eine 95%ige Impfquote für das Jahr 2015 erreicht werden sollte, ist es darüber hinaus für den Erhalt konstant hoher Durchimpfungsraten notwendig, regelmäßig auf die Wichtigkeit der MMR-Impfung hinzuweisen, um wieder aufkommender Impfmüdigkeit vorzubeugen. Demnach ist die Kontinuität grundsätzlich wichtig für den Erfolg von Impfinterventionen. Wenn das Ziel der Maserneliminierung bis 2015 nicht erreicht wird, besteht die Gefahr, dass die in der Handlungsempfehlung vorgeschlagene Kampagne nur „ein Tropfen auf den heißen Stein" mit nur kurzfristigem Erfolg war. Da es aber europaweit das Ziel ist, die Maserneliminierung bis 2015 zu erreichen, werden schnelle, effiziente Interventionen benötigt, die viel Aufmerksamkeit erzeugen und die Durchimpfungsraten schnell in die Höhe treiben. Dafür ist eine Kommunikationskampagne in besonderem Maße geeignet, denn mit ihr können im Vergleich zu anderen Interventionsprogrammen die meisten Menschen erreicht werden.

Zu 2.: Die Verwendung von Furchtappellen ist in der Tat mit Risiken verbunden. So gibt es die Hypothese, dass stark furchterregende Botschaften keine Zunahme, sondern einen Rückgang der Aufmerksamkeit bei den Empfängern bewirken. Denn wenn der Furchtappell zu intensive Gefühle der Angst beim Rezipienten erzeugt, besteht die Gefahr, dass dieser nicht mehr genügend Aufmerksamkeit auf die Mitteilung selbst lenken kann. Die eigentliche Botschaft geht somit verloren. Zu starke Furchtappelle können auch aggressive Impulse beim Empfänger erzeugen, die wiederrum dazu führen, dass die als zu übertrieben wahrgenommenen Argumente unmittelbar zurückgewiesen werden.[311] Der Einsatz von Furchtmechanismen kann also schnell das Gegenteil von dem bewirken, was vom Kommunikator eigentlich beabsichtig war. Sind die Furchtmechanismen zu intensiv, wirken sie für den Rezipienten unglaubwürdig und können in der Folge zu Abwehrreaktionen führen.[312] Um dieser Gefahr zu entgehen, sollten nur moderate Furchtappelle zum Einsatz kommen. Eine weitere Möglichkeit, um negativen Effekten vorzubeugen, ist die Überprüfung der tatsächlichen Wirksamkeit des Furchtappells mithilfe eines Pretests.[313]

Vor allem in Gesundheitskampagnen wurde schon oft mit dem Mechanismus der Furcht gearbeitet. Wenn diese Kampagnen unbefriedigende Resultate zeigten, dann lag es meist daran, dass zu starke Furchtappelle verwendet wurden. Der Einsatz moderater Furchtmechanismen kann aber durchaus Erfolg versprechend sein. So belegt eine im Jahr 2004 durchgeführte Online-Umfrage der Schweizer Zeitung „20 Minuten" zur Sinnhaftigkeit und Nützlichkeit von Schock-Kampagnen, dass 63 % der Antwortenden solchen Kampagnen positiv gegenüber stehen und nur 37 % negativ.[314] Diese Umfrage ist sicherlich nicht repräsentativ, aber sie spiegelt dennoch ein Meinungsbild wider. Häufig werden sogar schockierende und starke Furchtappelle in Medien durchaus befürwortet. Erklärt werden kann dies durch die Tendenz der Menschen, starke Medienwirkungen nur bei anderen zu vermuten, sich selbst aber als resistent gegenüber Medieneinflüssen zu betrachten.[315]

Fest steht, dass der Einsatz von Furchtappellen in Kampagnen immer risikobehaftet und in der Literatur umstritten ist. Aber wenn die induzierte Furcht nicht zu stark und somit glaubwürdig ist und gleichzeitig explizite und wirksame Verhaltenshinweise zur Verminderung der Furcht gegeben werden, sind Furchtappelle ein geeignetes Mittel, um einerseits genügend Aufmerksamkeit zu wecken und andererseits zu Verhaltensänderungen zu motivieren.[316]

311 vgl. Barth/Bengel (1998), S. 55
312 vgl. Bonfadelli/Friemel (2006), S. 52
313 vgl. Bonfadelli/Friemel (2006), S. 52
314 vgl. Bonfadelli/Friemel (2006), S. 51 ff.
315 vgl. Bonfadelli/Friemel (2006), S. 53
316 vgl. Bonfadelli/Friemel (2006), S. 53

Das Masernvirus ist gefährlich. Diese Tatsache ist vielen Menschen und insbesondere Eltern nicht bekannt. Wie kann besser darauf hingewiesen werden als durch einen Furchtappell?

5.3.2 Umsetzung der Handlungsempfehlung

Schon mehrfach musste das Masernéliminationsziel verschoben werden, weil die hierfür erforderliche Durchimpfungsrate von 95 % der Bevölkerung nicht gegeben war. Um es für 2015 erreichen zu können, sind Maßnahmen erforderlich, die schnell und unkompliziert Wirkung zeigen und keinen allzu langen Vorlauf für die Planung und Konzeption benötigen. Wie lässt sich also die oben erläuterte Handlungsempfehlung bestmöglich umsetzen?

Die notwendigen Voraussetzungen für die erfolgreiche Umsetzung einer Impfkampagne zur Förderung der Impfmotivation impfkritischer Eltern sind bereits gegeben. Die durchgeführten Repräsentativbefragungen der BZgA zum Thema „Wissen, Einstellung und Verhalten zur Masernimpfung“ bilden die Grundlage für die erforderliche Problemanalyse im Vorfeld der Kampagne. Die Befragungen liefern wissenschaftlich gesicherte Erkenntnisse über die Ursachen und Gründe impfkritischer Einstellungen, auf denen die Kampagne aufbauen kann.[317]

Wichtig für die Umsetzung ist, dass die Kommunikationskampagne speziell auf die Zielgruppe der impfkritischen Eltern ausgerichtet wird. Da Massenkommunikationsmittel bedeutsame Kanäle zur Verbreitung von Kampagneninhalten sind, ist es umso wichtiger, zielgruppenspezifische Botschaften zu konzipieren, um auch wirklich speziell impfkritische Eltern ansprechen zu können. Eine Möglichkeit, um dieses Ziel zu erreichen, ist die Verwendung von Furchtmechanismen. So könnte die Kampagne beispielsweise die Ängste dieser Zielgruppe thematisieren und in den Mittelpunkt rücken. Eine der Ängste könnte hierzu herausgegriffen und als zentraler Slogan für die Kampagne umfunktioniert werden. Viele impfkritische Eltern fürchten sich vor den Nebenwirkungen der Masernimpfung. Diese möglichen, meist harmlosen Nebenwirkungen, die vergänglich sind, könnten den möglichen

317 vgl. Bonfadelli/Friemel (2006), S. 33

Spätfolgen einer Masernerkrankung gegenübergestellt werden, um das Risikoverhältnis zwischen der Impfung und der Erkrankung selbst darzulegen. Emotional aufrüttelnde Bilder und Slogans oder Berichte betroffener Eltern, deren Kinder mit den Spätfolgen einer Masernerkrankung zu kämpfen haben, sind geeignete Mittel, um das von den impfkritischen Eltern wahrgenommene Risikoverhältnis zwischen Impfung und Erkrankung umzukehren. Dabei sollte ein dosierter Einsatz von Furchtmechanismen angestrebt werden, um nicht von der Kampagnenbotschaft abzulenken. Also sollte der Grundsatz für die Kampagne lauten: Furchtappell ja – Panikmache nein. Die Angst impfkritischer Eltern sollte in die richtige Richtung gelenkt werden, das bedeutet, weg von den Ängsten vor der Schutzimpfung, hin zu den Ängsten vor der Masernerkrankung. Und um auf diese Gefahren aufmerksam zu machen, ist ein Furchtappell durchaus geeignet.

In Kombination zum Furchtappell, der den Slogan für die Kampagne darstellen könnte, wäre ein Zusatz in Form einer Dissonanz auslösenden Überschrift denkbar, um die für eine Gesundheitskampagne wichtige interpersonale Kommunikation zu fördern. Denkbar wäre z. B. die Überschrift *„Nebenwirkungen schützen vor Spätfolgen"*. Es wird auf die möglichen von den impfskeptisch eingestellten Eltern gefürchteten Nebenwirkungen eingegangen. Diese für die Zielgruppe negativ behafteten Impfgefahren werden gezielt positiv dargestellt. Das löst Verwunderung aus. In der Folge regt es zum zwischenmenschlichen Austausch an. Natürlich sollen Nebenwirkungen nicht verharmlost werden, aber die Gefahren einer Masernerkrankung, wie es oftmals der Fall ist, eben auch nicht.

Ebenfalls von Bedeutung für den Erfolg der Kampagne ist die richtige Medienwahl zur Verbreitung der Kampagnenbotschaft. Unverzichtbar sind Massenmedien, also die Werbung mittels TV, Radio, Zeitungen, Plakatstellen oder Kino. Über diese Kommunikationskanäle können die meisten Menschen erreicht werden. Da die Glaubwürdigkeit des Werbeteils von Massenmedien allerdings oftmals gering ist, sollten weitere Kampagnenkanäle hinzugezogen werden, wie das Internet und die interpersonale Kommunikation. Diese muss aber auch in sozialen Stützsystemen organisiert werden. Das bedeutet, dass neben der spontanen zwischenmenschlichen Kommunikation, insbesondere organisierte Kommunikation beispielsweise mit Experten für den Erfolg der Kampagne erforderlich ist. Beispiele hierfür sind Beratungsstellen oder Telefonhotlines.[318] Die nordrhein-westfälische Werbekampagne aus dem Jahr 2008 förderte beispielsweise die interpersonale Kommunikation durch das „Impfmobil“. Mitarbeiter der Gesundheitsämter standen im Impfmobil für Fragen und Diskussionen zur Verfügung. Darüber hinaus konnten auch Impfungen direkt vor Ort in Anspruch genommen werden.[319] Somit wurden verschiedene Interventionsarten miteinander kombiniert, nämlich die Posterkampagne mit der aufsuchenden Tätigkeit. Da diese Kombination erfolgreich sowohl in Bezug auf die Aufklärung als auch die Erhöhung der Impfquoten war, wäre sie ebenfalls eine mögliche Konstellation für ein gezieltes Interventionsprogramm für die Zielgruppe der impfkritischen Eltern. Der Einsatz weiterer Strategien, wie das Impf- und Beratungsangebot vor Ort, macht die Kommunikationskampagne wirkungsvoller und somit erfolgreicher. Deshalb sollten weitere kampagnenunterstützende Strategien bei der Konzeption der Kampagne Berücksichtigung finden.[320] Neben dem Einsatz von Postern oder Werbespots und dem Angebot von Vor-Ort-Impfungen ist die Verteilung von Flyern oder Informationsbroschüren mit Angaben zu Quellen für die weitere Informationssuche vorteilhaft für eine umfassende Aufklärung der Zielgruppe. Die Elternbefragung der BZgA ergab, dass Printmedien zu den bevorzugten Informationsquellen gehören, weshalb sie fester Bestandteil der Kampagne sein sollten.[321]

In Bezug auf die Gestaltung der Kampagneninhalte muss insbesondere auf die Komponente der Verhaltensänderung geachtet werden. Dabei gilt der Grundsatz, dass eine Verhaltensänderung einfacher herbeigeführt werden kann, wenn ein neues Verhalten empfohlen wird und nicht die Energie darauf verwendet wird, Überzeugungsarbeit für das Beenden eines bestimmten Verhaltens zu leisten.[322] Die impfkritischen Eltern sollen nicht offensiv „attackiert“ oder „schlecht gemacht“ werden, indem hervorgehoben wird, wie

318 vgl. Bonfadelli/Friemel (2006), S. 39
319 vgl. Gesundheitsministerkonferenz der Länder (2010), S. 20
320 vgl. Bonfadelli/Friemel (2006), S. 16 f.
321 vgl. Gaczakowska et al. (2013), S. 1273
322 vgl. Bonfadelli/Friemel (2006), S. 85

unverantwortlich ihr Verhalten ist. Das wäre kontraproduktiv. Es ist sinnvoller, gezielt auf ihre Ängste einzugehen. Häufig entstehen die Ängste durch Uninformiertheit und Unwissenheit. Es könnten z. B. typische Fragen und Kritikpunkte impfkritischer Eltern aufgegriffen werden, die von Experten, wie Ärzten oder Mitarbeitern des öffentlichen Gesundheitsdienstes, beantwortet und kommentiert werden. Dabei sollten vorzugsweise keine STIKO-Mitglieder als Experten herangezogen werden, um auch für Eltern, die in Bezug auf die öffentlichen Impfempfehlungen Misstrauen hegen, eine möglichst hohe Glaubwürdigkeit zu erreichen. Die Experteninterviews könnten so der im Furchtappell impliziten Bedrohung durch die Masern entgegenwirken, nämlich mit der Handlungsempfehlung „Prävention durch Impfung. Natürlich sollte in diesem Zusammenhang an die Verantwortung der Eltern für ihre Kinder appelliert werden, denn nur sie können ihre Kinder vor den Spätfolgen einer Masernerkrankung bewahren, indem sie sie impfen lassen.

Begleitend zur Kampagne für die Zielgruppe der impfkritischen Eltern könnte eine kleinere Zweitkampagne gestartet werden, die speziell auf Jugendliche mit noch nicht vollständigem Masernimpfstatus ausgerichtet ist. Kinder impfkritischer Eltern im Jugendalter könnten so in ihrer persönlichen Meinungsbildung zum Thema Masernimpfung unterstützt werden. Humorvoll gestaltete Flyer oder Informationsbroschüren, die z. B. in der Schule verteilt werden, sind hierfür mögliche Kommunikationsmittel.

Abschließend soll noch einmal auf die Wichtigkeit der Kampagnenevaluation und der Überwachung der Kampagnenziele hingewiesen werden. Da Kommunikationskampagnen dynamische Prozesse sind, ist es notwendig, sie in Bezug auf ihre Zielerfüllung zu überwachen und sie, wenn nötig, weiterzuentwickeln oder Feinabstimmungen vorzunehmen.[323] Für die Messung und Kontrolle der tatsächlichen Wirkung der Kommunikationsmaßnahmen ist die Evaluation erforderlich. Um den Kampagnenerfolg überwachen und am Ende bewerten zu können, müssen im Vorfeld explizite, messbare und vor allem realistische Kampagnenziele definiert werden. Darüber hinaus ist bei

323 vgl. Bonfadelli/Friemel (2006), S. 115

der Konzeption der Evaluation auf Vergleichbarkeit zu achten.[324] Nur durch Überwachung und Kontrolle kann die Kampagne erfolgreich sein.

324 vgl. Bonfadelli/Friemel (2006), S. 72

6 Zusammenfassung

Eingangs wurde die Frage gestellt, wie gezielte Interventionsprogramme zu einer Steigerung der Masern-Durchimpfungsrate bei Kindern von impfkritischen Eltern beitragen können. Masern sind eine akute, hochansteckende Viruserkrankung, die schwere Komplikationen hervorrufen kann. Masern werden allerdings häufig verharmlost. Früher galten sie als harmlose Kinderkrankheit und dieser Kenntnisstand ist noch in vielen Köpfen verankert. Auch viele impfkritisch eingestellte Eltern sind sich über die Gefährlichkeit einer Masernerkrankung für ihr Kind nicht bewusst. Unkenntnis und Uninformiertheit sind zwei der Hauptgründe dafür, dass Impfskeptiker ihre Kinder nicht gegen Masern impfen lassen, obwohl es sich um eine impfpräventable Infektionskrankheit handelt. Seit Einführung der Meldepflicht im Jahr 2001 sind die Masernimpfquoten zwar kontinuierlich gestiegen, das von der WHO zur Masernelimininierung vorgegebene Ziel einer 95%igen Durchimpfungsrate konnte bisher allerdings nicht erreicht werden.

Die Masernelimininierung ist auch aus gesundheitsökonomischer Sicht erstrebenswert, da die immer wieder auftretenden Masernausbruchswellen in Deutschland zu erheblichen Kosten für das deutsche Gesundheitssystem führen. Ein bedeutsames Hindernis für die Zielerreichung stellen impfkritische oder impfunentschlossene Eltern dar. Deshalb sind gezielte Interventionsprogramme zur Impfmotivation dieser Zielgruppe erforderlich, um eine Masernelimininierung bis zum Jahr 2015 erreichen zu können. Als geeignetes Interventionsprogramm haben sich Kommunikationskampagnen erwiesen. Sie informieren einerseits und zielen andererseits auf die Verhaltensmodifikation und die langfristige Einstellungsänderung ab. Impfkritische Eltern sollen zum einen über die Gefährlichkeit der Masern informiert und zum anderen zur Impfung ihrer Kinder bzw. zur Änderung ihrer Impfeinstellung motiviert werden. Da nicht mehr viel Zeit zur Erreichung des WHO-Ziels bleibt, muss schnell viel Aufmerksamkeit auf die Masernimpfproblematik gelenkt werden. Durch den gezielten Einsatz moderater Furchtappelle ist dies möglich. Andere Interventionsprogramme wie aufsuchende Tätigkeiten sollten zusätzlich Anwendung finden, um den Kampagnenerfolg zu unterstützen. Ist die Kampagne erfolgreich, kann sie sowohl zur Steigerung der Masern-Durchimpfungsraten bei Kindern impfkritischer Eltern als auch zur Gesundheitsförderung beitragen, indem durch Information und Aufklärung die Kompetenzen der Eltern im Umgang mit der Gesundheit ihrer Kinder positiv entwickelt werden. So kann ein Umdenken impfkritischer Eltern in Bezug auf die Notwendigkeit von Schutzimpfungen, die durch eine Masernimpfkampagne ausgelöst werden kann, gleichzeitig zu einer Steigerung anderer Schutzimpfungsquoten führen.

Anhang

Abkürzungsverzeichnis

BMG	Bundesministerium für Gesundheit
BZgA	Bundeszentrale für gesundheitliche Aufklärung
EU	Europäische Union
IfSG	Infektionsschutzgesetz
GKV	Gesetzliche Krankenversicherung
GMK	Gesundheitsministerkonferenz der Länder
KV	Kassenärztliche Vereinigung
MMR	Masern, Mumps, Röteln
MMRV	Masern, Mumps, Röteln, Varizellen
NIK	Nationale Impfkonferenz
nm	Nanometer
NRW	Nordrhein-Westfalen
ÖBIG	Österreichisches Bundesinstitut für Gesundheit
RKI	Robert Koch-Institut

Literatur

Bartens, W. (2009). *Die Masern bleiben.* Ärztin, 56 (2), S. 16.

Barth, J./Bengel, J. (1998). *Forschung und Praxis der Gesundheitsförderung Band 4 – Prävention durch Angst? Stand der Furchtappellforschung.* Köln: Bundeszentrale für gesundheitliche Aufklärung.

Bergler, R. (1995). *Impfbarrieren und Impfmotivation.* In: Mayr, A. (Hrsg.): *Schutzimpfungen.* Heidelberg: Winter, Programm Heidelberger Verl.-Anst. S. 59–83.

Beske, F./Ralfs, D. (2003). *Die aktive Schutzimpfung in Deutschland. Stand – Defizite – Möglichkeiten.* Schriftenreihe Bd. 98. Fritz Beske Institut für Gesundheits-System-Forschung. WHO Collaborating Centre for Health Care Systems Research and Development. Kiel: Schmidt & Klaunig.

Betsch, C./Renkewitz, F./Betsch, T. et al. (2009). *Einfluss impfkritischer Internetseiten auf die Wahrnehmung von Risiken des Impfens.* Hygiene & Medizin, 34 (5), S. 206–207.

Binding, K. (2009). *Impfungen kritisch betrachtet.* Naturheilpraxis mit Naturmedizin, 62 (5), S. 669–672.

Bischoff, A. (2006). *Priorix-Tetra: Vierfachvakzine erhöht Durchimpfungs-Chance.* Deutsches Ärzteblatt, (103), S. 51–52. http://www.aerzteblatt.de/archiv/53977/Priorix-Tetra-Vierfachvakzine-erhoeht-Durchimpfungs-Chance (16.06.2015).

Bonfadelli, H./Friemel, T. (2006). *Kommunikationskampagnen im Gesundheitsbereich. Grundlagen und Anwendungen.* Konstanz: UVK Verlagsgesellschaft mbH.

Brett, U. (2012). *Infektiologie. Masern – eine unterschätzte Gefahr.* MTA-Dialog, 13 (4), S. 322–325.

British Medical Association (Hrsg.) (2003). *Childhood immunization: a guide for health-care professionals.* London: British Medical Association. http://bmaopac.hosted.exlibrisgroup.com/exlibris/aleph/a21_1/apache_media/V82LJJRVJVC4K58B34JC8STTQCIBGH.pdf (16.06.2015).

Bundeszentrale für gesundheitliche Aufklärung (Hrsg.) (2013). *„Alkohol? Kenn dein Limit." – Informationstour der BZgA zu Gast an der Universität Kiel.* http://www.bzga.de/?sid=1016 (16.06.2015).

Eid, M. (2003). *Veränderungsmessung und Kausalanalysen.* In: Jerusalem, M./Weber, H. (Hrsg.): *Psychologische Gesundheitsförderung – Diagnostik und Prävention.* Göttingen: Hogrefe, S. 105–120.

Engelbrecht, J./Ley, S./Maass, G. et al. (1997). *Vor Infektionen schützen – Repetitorium zum Impfen.* 2. Auflage. Köln: Bundesärztekammer.

Eppinger, M./Müller, M. (2013). *Pädiatrie für Studium und Praxis.* 1. Auflage. Breisach: Medizinische Verlags- und Informationsdienste.

Faltermaier, T. (2003). *Subjektive Theorien von Gesundheit und Krankheit.* In: Jerusalem, M./ Weber, H. (Hrsg.): *Psychologische Gesundheitsförderung – Diagnostik und Prävention.* Göttingen: Hogrefe, S. 57–78.

Füeßl, H. S. (2004). *Innere Medizin in Frage und Antwort.* 8. Auflage. Stuttgart: Georg Thieme.

Gaczakowska, A./Mertens., B./Reckendrees, B. et al. (2013). *Wissen, Einstellung und Verhalten zur Masernimpfung. Ansätze für eine nationale Impfaufklärung.* Bundesgesundheitsbl – Gesundheitsforsch – Gesundheitsschutz, 56 (9), S. 1270–1278.

Gelbrich, K./Schröder, E. M. (2008). *Werbewirkung von Furchtappellen: Stand der Forschung.* Ilmenauer Schriften zur Betriebswirtschaftslehre 2/2008. Ilmenau: Verlag pro WiWi e.V.

Gesundheitsministerkonferenz der Länder (Hrsg.) (2010). *Projekte zur Masserneliminierung. Good-Practice-Manual. Ergebnisse der 1. Nationalen Impfkonferenz (NIK).* http://www.rki.de/DE/Content/Infekt/Impfen/Praevention/Masserneliminierung.pdf;jsessionid=3CB12BCD6BA8C226AEA6A544D86F5994.2_cid381?__blob=publicationFile (16.06.2015).

Graf, F. P. (2003). *Homöopathie und die Gesunderhaltung von Kindern und Jugendlichen.* Ascheberg, Sprangsrade: sprangsrade.

Hahn, H./Falke, D./Kaufmann, S. H. E. et al. (2005). *Medizinische Mikrobiologie und Infektiologie.* 5. Auflage. Berlin, Heidelberg: Springer.

Heininger, U. (2004). *Risiken von Infektionskrankheiten und der Nutzen von Impfungen.* Bundesgesundheitsbl – Gesundheitsforsch – Gesundheitsschutz, 47 (12), S. 1129–1135. http://www.rki.de/DE/Content/Infekt/Impfen/Bedeutung/2004_Heiniger.pdf?__blob=publicationFile (02.11.2013).

Hofmann, F. (2007). *Impfen. Der aktuelle Wegweiser.* München: Droemersche Verlagsanstalt.

Horning, A./Klein, R./Marcic, A. et al. (2012). *Nationaler Impfplan. Impfwesen in Deutschland – Bestandsaufnahme und Handlungsbedarf.* http://www.saarland.de/dokumente/res_gesundheit/Impfplan.pdf (16.06.2015).

Höger, P. (2010). *Masern.* In: Plettenberg, A./Meigel, W./Schöfer, H. (Hrsg.): *Infektionskrankheiten der Haut. Grundlagen, Diagnostik und Therapiekonzepte für Dermatologen, Internisten und Pädiater.* 3. Auflage. Stuttgart: Georg Thieme Verlag, S. 79–81.

Hülße, C./Kober, P./Littmann, M. (2002). *Infektionskrankheiten – Meldepflicht, Epidemiologie, Klinik, Labordiagnostik, Therapie, Prävention – Ein Handbuch für den Öffentlichen Gesundheitsdienst.* Dielheim: König.

Impfkritik.de (2007). *STIKO (Ständige Impfkommission).* http://www.impfkritik.de/stiko/ (16.06.2015).

Kaba-Schönstein, L. (2011). *Gesundheitsförderung I: Definition, Ziele, Prinzipen, Handlungsebenen und -strategien.* Bundeszentrale für gesundheitliche Aufklärung (Hrsg.). http://www.bzga.de/leitbegriffe/?uid=b3330eb7be15fce5f0925f3fce2d7ef6&id=angebote&idx=200 (16.06.2015).

Kasten, E./Sabel. B. A. (2006). *Medizinische Psychologie – Medizinische Soziologie.* 14. Auflage. Stuttgart: Georg Thieme.

Klein, S./Thiede, M./Scholz, C. et al. (2010). *Gutachten zur Verbesserung der Wirtschaftlichkeit von Impfstoffen in Deutschland – Abschlussbericht.* Bundesministerium für Gesundheit (Hrsg.). Berlin. http://www.bmg.bund.de/fileadmin/dateien/Publikationen/Gesundheit/Sonstiges/Bericht_Gutachten_zur_Verbesserung_der_Wirtschaftlichkeit_von_Impfstoffen_in_Deutschland.pdf (16.06.2015).

Kneißl, G. (2000). *Impfratgeber aus ganzheitlicher Sicht – Schulmedizin – Naturheilkunde – Homöopathie und Traditionelle Chinesische Medizin (TCM).* München: Hirthammer.

Knoll, N./Scholz, U./Rieckmann, N. (2005). *Einführung in die Gesundheitspsychologie.* München: Ernst Reinhardt.

Kolip, P./Helmert, U. (2003). *Sozialepidemiologische Beiträge zur Prävention.* In: Jerusalem, M./Weber, H. (Hrsg.): *Psychologische Gesundheitsförderung – Diagnostik und Prävention.* Göttingen: Hogrefe, S. 181–196.

LAGeSo – Landesamt für Gesundheit und Soziales (2015). *Epidemiologischer Wochenbericht für die Meldewoche 18/2015 über die im Land Berlin gemäß IfSG erfassten Infektionskrankheiten.* http://www.berlin.de/imperia/md/content/lageso/gesundheit/infektionsschutz/wb/2015/berlin_ewb_2015_18_gesch.pdf?start&ts=1432815784&file=berlin_ewb_2015_18_gesch.pdf (21.05.2015).

Landesvereinigung für Gesundheit Sachsen-Anhalt e. V. (Hrsg.) (2013). *Verbesserung Impfakzeptanz im Altmarkkreis Salzwedel.* http://www.lvg-lsa.de/o.red.c/arbeitsfelder-praevention3.php?site=e (07.06.2015).

Mankertz, A./Poethko-Müller, C. (2013). *Durchimpfung und Prävalenz von IgG-Antikörpern gegen Masern bei Kindern und Jugendlichen in Deutschland.* Bundesgesundheitsbl – Gesundheitsforsch – Gesundheitsschutz, 56, S. 1243-1252. https://www.rki.de/DE/Content/InfAZ/M/Masern/BGBL_09_2013_Durchimpfung.pdf?__blob=publicationFile (14.05.2015).

Matysiak-Klose, D. (2013a). *Hot Spot: Epidemiologie der Masern und Röteln in Deutschland und Europa.* Bundesgesundheitsbl – Gesundheitsforsch – Gesundheitsschutz, 56 (9), S. 1231–1237. http://www.rki.de/DE/Content/InfAZ/M/Masern/BGBL_09_2013_Hotspot.pdf?__blob=publicationFile (16.06.2015).

Matysiak-Klose, D. (2013b). *Konstituierung der Nationalen Verifizierungskommission Masern/Röteln beim Robert Koch-Institut.* Epidemiologisches Bulletin, (7), S. 55–60. Robert Koch-Institut (Hrsg.). http://www.rki.de/DE/Content/Infekt/EpidBull/Archiv/2013/Ausgaben/07_13.pdf?__blob=publicationFile (16.06.2015).

Mayr, A. (1995). *Schutzimpfungen.* Heidelberg: Winter, Programm Heidelberger Verl.-Anst.

Mette, A./Reuss, A. M./Feig, M. et al. (2011). *Untererfassung von Masern: Eine Evaluation basierend auf Daten aus Nordrhein-Westfalen.* Deutsches Ärzteblatt, 108 (12), S. 191–196. http://www.aerzteblatt.de/archiv/81466/Untererfassung-von-Masern-Eine-Evaluation-basierend-auf-Daten-aus-Nordrhein-Westfalen (16.06.2015).

Moss, W. J./Griffin, D. E. (2012). *Measles.* Lancet, 379 (9811), S. 153–164.

Naidoo, J./Wills, J. (2003). *Lehrbuch der Gesundheitsförderung.* 1. Auflage. Bundeszentrale für gesundheitliche Aufklärung (Hrsg.). Gamburg: Verlag für Gesundheitsförderung.

Niedersächsisches Landesgesundheitsamt (Hrsg.) (2007). *Leitfaden für das Management von Masernfällen.* Hannover.

Oppermann, H./Kolbe, M. (2013). *Erreichen eines altersgerechten Impfstatus bei über 90 % der Bevölkerung in Sachsen-Anhalt. Prozesse und Methoden aus der Sicht der Gesundheitsförderung. 3. Nationale Impfkonferenz 15.-16. Mai 2013 in München.* Landesamt für Verbraucherschutz Sachsen-Anhalt (Hrsg.). http://www.nationale-impfkonferenz.bayern.de/download/doc/oppermann.pdf (07.06.2015).

O. V. (2012). *Infektionskrankheiten. Impfungen in der Kritik: Welchen Schutz benötigen Sie wirklich?* Länger und gesünder leben, (9), S. 10.

Paul-Ehrlich-Institut (2013). *Impfstoffe gegen Masern.* http://www.pei.de/DE/arzneimittel/impfstoff-impfstoffe-fuer-den-menschen/masern/masern-node.html;jsessionid=6AC9DEA9C5AC0923CEC312B782FC45AE.1_cid344?gts=3252356_list%253Dheader_text_sort%252Bdesc (16.06.2015).

Paul-Ehrlich-Institut (2011). *Aufgaben des Paul-Ehrlich-Instituts.* http://www.pei.de/DE/institut/aufgaben/aufgaben-inhalt.html?nn=3245778 (16.06.2015).

Pschyrembel (2013). *Klinisches Wörterbuch.* 264. Auflage. Berlin, Boston: Walter de Gruyter.

Reiter, S. (1999). *Aktuelle Daten und Informationen zu Infektionskrankheiten und Public Health.* Epidemiologisches Bulletin, (45), S. 334–341. Robert Koch-Institut (Hrsg.). http://www.rki.de/DE/Content/Infekt/EpidBull/Archiv/1999/Ausgabenlinks/45_99.pdf?__blob=publicationFile (11.10.2013).

Rieck, T. (2013). *Impfquoten bei der Schuleingangsuntersuchung in Deutschland 2011.* Epidemiologisches Bulletin, (16), S. 129–133. Robert Koch-Institut (Hrsg.). http://www.rki.de/DE/Content/Infekt/EpidBull/Archiv/2013/Ausgaben/16_13.pdf?__blob=publicationFile (18.11.2013).

Robert Koch-Institut (2013). *Ständige Impfkommission – Aufgaben und Methodik.* http://www.rki.de/DE/Content/Kommissionen/STIKO/Aufgaben_Methoden/methoden_node.html (16.06.2015).

Robert Koch-Institut (2011). *Ständige Impfkommission – Mitgliedschaft in der Ständigen Impfkommission.* http://www.rki.de/DE/Content/Kommissionen/STIKO/Mitgliedschaft/mitgliedschaft_node.html (07.01.2013).

Robert Koch-Institut (2010). *Masern. RKI-Ratgeber für Ärzte.* http://www.rki.de/DE/Content/Infekt/EpidBull/Merkblaetter/Ratgeber_Masern.html (16.06.2015).

Robert Koch-Institut (2008). *Kinder- und Jugendgesundheitssurvey (KiGGS) 2003–2006: Kinder und Jugendliche mit Migrationshintergrund in Deutschland. Beiträge zur Gesundheitsberichterstattung des Bundes. Bericht im Auftrag des Bundesministeriums für Gesundheit.* Berlin. http://www.rki.de/DE/Content/Gesundheitsmonitoring/Gesundheitsberichterstattung/GBEDownloadsB/KiGGS_migration.pdf?__blob=publicationFile (16.06.2015).

Rosian, I./Habl, C. (2003). *Impfungen Ökonomische Evaluation.* Österreichisches Bundesinstitut für Gesundheitswesen (Hrsg.). Wien: ÖBIG.

Rosian-Schikuta, I./Fröschl, B./Habl, C. et al. (2007). *Die Masern-Mumps-Röteln-Impfung aus gesundheitspolitischer und ökonomischer Sicht.* Deutsches Institut für Medizinische Dokumentation (DIMDI) (Hrsg.). HTA-Bericht 62. http://portal.dimdi.de/de/hta/hta_berichte/hta138_bericht_de.pdf (16.06.2015).

Schenk, M. (2007). *Medienwirkungsforschung.* 3. Auflage. Tübingen: Mohr Siebeck.

Schöneberger, K./Ludwig, M. S./Wildner, M. et al. (2013). *Eidemiology of Subacute Sclerosing Panencephalitis (SSPE) in Germany from 2003 to 2009: A Risk Estimation.* PLOS ONE, 8 (7), S. e68909. http://www.plosone.org/article/fetchObject.action?uri=info%3Adoi%2F10.1371%2Fjournal.pone.0068909&representation=PDF (16.06.2015).

Schüler, J./Dietz, F. (2004). *Kurzlehrbuch. Medizinische Psychologie und Soziologie.* Stuttgart: Georg Thieme.

Schütz, F. (1925). *Die Epidemiologie der Masern.* Jena: Gustav Fischer.

Schwarzer, R. (1992). *Psychologie des Gesundheitsverhaltens.* Göttingen: Hogrefe.

Sniehotta, F. F./Schwarzer, R. (2003). *Modellierung der Gesundheitsverhaltensänderung.* In: Jerusalem, M./Weber, H. (Hrsg.): *Psychologische Gesundheitsförderung – Diagnostik und Prävention.* Göttingen: Hogrefe, S. 677–694.

Ständige Impfkommission (2014). *Mitteilung der Ständigen Impfkommission am Robert Koch-Institut (RKI) – Empfehlungen der Ständigen Impfkommission (STIKO) am Robert Koch-Institut/Stand: August 2014.* Epidemiologisches Bulletin 34:306. Robert Koch-Institut (Hrsg.). http://www.rki.de/DE/Content/Infekt/EpidBull/Archiv/2014/Ausgaben/34_14.pdf?__blob=publicationFile (16.05.2015).

Ständige Impfkommission (2013). *Mitteilung der Ständigen Impfkommission (STIKO) zur konsequenten Umsetzung der Standardimpfempfehlungen gegen Masern im Säuglings- und Erwachsenenalter.* Epidemiologisches Bulletin, (16), S. 133–135. Robert Koch-Institut (Hrsg.). http://www.rki.de/DE/Content/Infekt/EpidBull/Archiv/2013/Ausgaben/16_13.pdf?__blob=publicationFile (16.06.2015).

SurvStat (2015a). *Übermittelte Masern-Fälle nach Bundesland, Deutschland, 2001 bis 2015, Fälle entsprechend der Referenzdefinition des RKI, Datenstand: 01.04.2015.* Robert Koch-Institut (Hrsg.). Berlin. https://survstat.rki.de/Content/Query/Create.aspx (05.04.2015).

SurvStat (2015b). *Übermittelte Masern-Fälle nach Bundesland, Berlin, 2014, 2015, Fälle entsprechend der Referenzdefinition des RKI, Datenstand: 01.04.2015.* Robert Koch-Institut (Hrsg.). Berlin. https://survstat.rki.de/Content/Query/Create.aspx (05.04.2015).

SurvStat (2014a). *Übermittelte Masern-Fälle nach Bundesland (Wohn-/Aufenthaltsort des Falles), Deutschland, 2013, Fälle entsprechend der Referenzdefinition des RKI, Datenstand: 01.01.2014.* Berlin: Robert Koch-Institut.

SurvStat (2014b). *Übermittelte Masern-Fälle nach Bundesland (Wohn-/Aufenthaltsort des Falles), Bayern, 2008, 2009, 2010, Fälle entsprechend der Referenzdefinition des RKI, Datenstand: 08.01.2014.* Berlin: Robert Koch-Institut. http://www3.rki.de/SurvStat/QueryForm.aspx (08.01.2014).

SurvStat (2014c). *Übermittelte Masern-Fälle nach Bundesland (Wohn-/Aufenthaltsort des Falles), Niedersachsen, 2010, Fälle entsprechend der Referenzdefinition des RKI, Datenstand: 08.01.2014.* Berlin: Robert Koch-Institut. Berlin. http://www3.rki.de/SurvStat/QueryForm.aspx (08.01.2014).

SurvStat (2014d). *Übermittelte Masern-Fälle nach Bundesland (Wohn-/Aufenthaltsort des Falles), Bayern, LK München, 2013, Fälle entsprechend der Referenzdefinition des RKI, Datenstand: 08.01.2014.* Berlin: Robert Koch-Institut. http://www3.rki.de/SurvStat/QueryForm.aspx (08.01.2014).

SurvStat (2014e). *Übermittelte Masern-Fälle nach Bundesland (Wohn-/Aufenthaltsort des Falles), Sachsen-Anhalt, 2010, 2011, 2012, 2013, Fälle entsprechend der Referenzdefinition des RKI, Datenstand: 08.01.2014.* Berlin: Robert Koch-Institut. http://www3.rki.de/SurvStat/QueryForm.aspx (08.01.2014).

Wichmann, O./Ultsch, B. (2013). *Effektivität, Populationseffekte und Gesundheitsökonomie der Impfungen gegen Masern und Röteln.* Bundesgesundheitsbl – Gesundheitsforsch – Gesundheitsschutz, 56 (9), S. 1260–1269.

WHO – World Health Organization (Hrsg.) (2015). *Measles. Fact sheet N°286.* http://www.who.int/mediacentre/factsheets/fs286/en/ (21.05.2015).

WHO – World Health Organization (Hrsg.) (2013). *Health promotion. The Ottawa Charter for Health Promotion.* http://www.who.int/healthpromotion/conferences/previous/ottawa/en/index.html (16.06.2015).

WHO – World Health Organization (Hrsg.) (2012). *Eliminating measles and rubella. Framework for the verification process in the WHO European Region.* http://www.euro.who.int/__data/assets/pdf_file/0005/156776/e96153-Eng-final-version.pdf (12.11.2013).

WHO – World Health Organization (Hrsg.) (2005). *Eliminierung von Masern und Röteln und Prävention der kongenitalen Rötelninfektion. Strategie der Europäischen Region der WHO 2005–2010.* Kopenhagen: WHO.

Abbildungsverzeichnis

Die Abbildungen 1.1, 1.2, 2.1, 2.2, 2.4 und 2.5 wurden nachgezeichnet von Carolin Caprano.

Abbildungsverzeichnis

Tabellenverzeichnis

Sachwortregister

T

W

Z

Über die Autorin

Julia Gaudlitz (geb. 1987) absolvierte unmittelbar nach Abschluss ihrer Ausbildung zur Kauffrau für Versicherungen und Finanzen bei einer großen privaten Krankenversicherung ein berufsbegleitendes Fernstudium (Gesundheitsökonomie, Bachelor of Arts) an der APOLLON Hochschule der Gesundheitswirtschaft. Bereits zu Beginn ihres Studiums interessierte sie sich insbesondere für die medizinische Prävention und deren gesundheitsökonomische Auswirkung. So nahm sie ihre Bachelor-Thesis zum Anlass, mehr über die Prävention von Infektionskrankheiten – im Speziellen von Maserninfektionen – herauszufinden. Mithilfe ihrer Tutorin Marleen Dettmann und der Unterstützung durch die APOLLON University Press wurde ihr die Publikation der Arbeit ermöglicht.